授業・実習・国試に役立つ

言語聴覚士ドリル プラス

音声障害

編集 大塚裕一
熊本保健科学大学保健科学部リハビリテーション学科言語聴覚学専攻准教授

著 兒玉成博
熊本保健科学大学保健科学部リハビリテーション学科言語聴覚学専攻講師

讃岐徹治
名古屋市立大学大学院医学研究科耳鼻咽喉・頭頸部外科学講師

JN196359

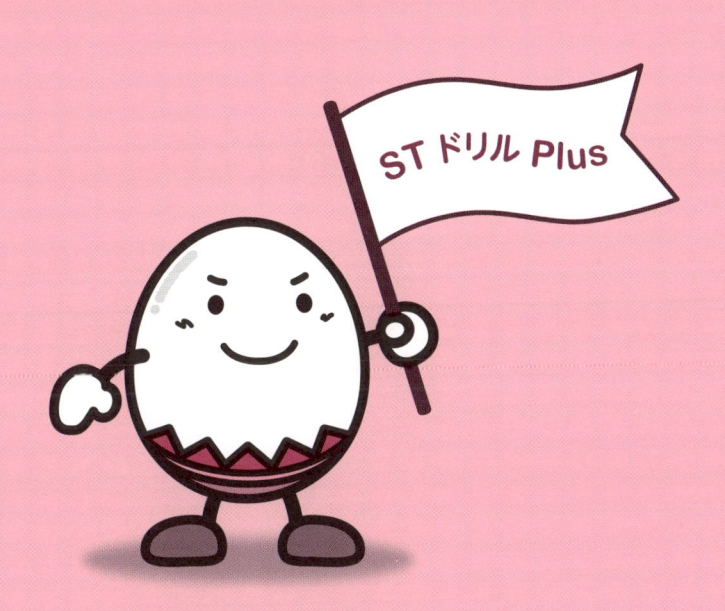

ST ドリル Plus

診断と治療社

刊行にあたって

　現在わが国には，およそ70校の言語聴覚士の養成校が存在します。言語聴覚士法（1997年）の成立時にはその数は数校程度だったのですが，20年あまりで増加し，県によっては複数校存在しているという状況になっています。言語聴覚士の養成は，さかのぼれば1971年，日本初の言語聴覚士養成校である国立聴力言語障害センター附属聴能言語専門職員養成所での大卒1年課程の開設が記念すべきスタートになるかと思います。その後，開設された養成校の養成課程は，高卒3年課程や高卒4年過程の専門学校，大学での4年課程，大卒を対象とした2年課程などさまざまで，今後これらの課程に加え専門職大学での養成課程が加わろうとしています。

　言語聴覚士法が制定されてから，この約20年間での言語聴覚士にかかわる学問の進歩は著しく，教育現場で修得させなければならない知識・技術は増大する一方です。しかしながら入学してくる学生は，千差万別で従来の教育方法では十分な学習が困難となってきている状況もあります。

　今回，このような状況を改善する方策の1つとして，修得すべき基本知識を体系的に示したドリルを作成してみました。内容は，言語聴覚士の養成校で学ぶべき言語聴覚障害を専門領域ごとにまとめてシリーズ化し，領域ごとのドリルの目次は統一したものとし，目次を統一したことで領域ごとの横のつながりも意識しやすくなるようにしました。

　特徴としては

①すべての養成過程の学生を対象にしたドリルであること

②日々の専門領域講義の復習のみならず，実習，国家試験にも対応できる基本的な内容を網羅していること

③専門領域ごとにまとめたドリルであるが目次が統一されており，領域ごとの横のつながりが意識しやすいこと

などがあげられます。

　対象は学生ということを念頭においてシリーズ化したのですが，臨床現場で活躍されている言語聴覚士にも，基本的な知識の整理という意味で使用していただくことも可能かと考えています。

　最後に，この『ドリルプラス』シリーズが有効活用され言語聴覚士養成校の学生の学びの一助となることを期待します。

平成30年11月

大塚裕一

音声障害に対する思い　〜10年の臨床を経て〜

　筆者が音声障害の臨床をはじめて約10年が経った。音声障害に対するリハビリテーションをはじめた当初は，音声障害における知識および技術を講義では教わったものの，実際，患者さんを目の前にしたときに音声障害をどのように評価し，どのような訓練を行えばよいのか途方に暮れていた。周囲の耳鼻咽喉科医の先生方に毎日のように質問させていただき，ご指導いただいていたことを思い出す。また，実際どのような実技で音声治療を行っているのかを勉強させていただくために学会や教育セミナー等に積極的に参加し，学会・セミナー等で音声障害の分野に経験豊富な言語聴覚士の先生方にもご指導いただきながら日々の臨床を行っていた。

　また，音声障害のリハビリテーションを行って，あらためて音声評価の重要性に気づいた。私が音声治療を行っていて，本当にリハビリテーションで効果が現れているのかが自分の聴覚印象ではわからなかった。本当に自分が行っていることが正しい方法であるのか？　しかし，周囲の耳鼻咽喉科医の先生方からは「治療効果があり，よくなってきている」といわれた。この矛盾を解明するために，治療前後の喉頭ストロボスコピー所見，空気力学的検査のフロー曲線，音響分析における音声波形とにらめっこをしたのを今でも覚えている。音声評価をあらためて見直すと，治療前後の声帯振動の改善やフロー曲線の違いが少しずつであるがわかってきた。そこで，ようやく治療前後で改善していることがわかり，自分のリハビリテーションにおいてもどのような手法でどのような流れで行っていけばよいのか，少しずつわかってきた。このように筆者は音声障害の分野を学び，現在も勉強中である。

　音声障害は，深く学べば学ぶほど，味が出てくる分野であると考えている。この本を手に取られた方はおもに学生が多いと思うので，ぜひ本書を読んで音声障害に興味をもって，将来音声障害の臨床に取り組んでもらえる学生が1人でも多くいたら幸いである。

　また，本書はドリル形式でまとめてあるために，国家試験勉強の材料としても使用できるようになっている。音声障害の問題で穴埋め式となっており，ポイントを押さえてもらうために本書を使用していただければと思う。

平成30年11月

兒玉成博

将来音声障害の診療に関わる言語聴覚士のみなさんへ

　音声障害患者の数はかなり多いが，音声障害を専門に診療している耳鼻咽喉科医は少ない。その音声障害を専門に診療している耳鼻咽喉科医は，患者一人ひとりに時間をかけて問診と検査を行い診断と治療に取り組んでいるが，正確な診断と的確な治療を導くためには一緒に診療に取り組んでいる言語聴覚士が必要であり，診療を行ううえで重要なパートナーである。しかし耳鼻咽喉科の臨床で音声障害に取り組んでいる言語聴覚士の数は多くない。

　本稿は，言語聴覚士養成校学生に興味をもっていただき，将来音声障害の臨床に携わる言語聴覚士が一人でも多く増えることを期待している。

　今回，修得すべき基本知識と音声障害診療の歴史や最新の知識を体系的に示したドリルを作成した。

　対象は学生ということを念頭においてドリル化したが，臨床現場で活躍されている言語聴覚士も，基本的な知識の整理という意味で参考にしていただくとともに，音声障害の診療がさらに豊かなものになり，多くの音声障害患者が救われることを切望している。

平成 30 年 11 月

讃岐徹治

Contents

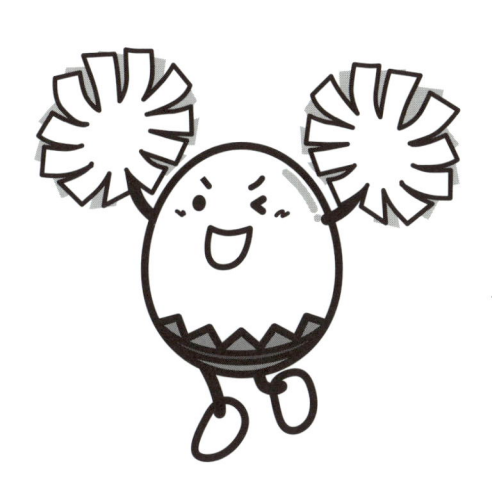

編集者・著者紹介

編集者 ....

大塚裕一　（おおつか　ゆういち）
熊本保健科学大学保健科学部リハビリテーション学科言語聴覚学専攻准教授

略　　歴：1990 年日本聴能言語学院聴能言語学科卒業。2010 年熊本県立大学大学院文学研究科日本語日本文学専攻博士前期課程修了。1990 年 4 月より野村病院（宮崎県）勤務後 1996 年 9 月より菊南病院勤務，2012 年 4 月より現職。

所属学会等：熊本県言語聴覚士会監事，くまもと言語聴覚研究会代表，熊本摂食・嚥下リハビリテーション研究会運営委員。

おもな著書：「なるほど！失語症の評価と治療」（金原出版，2010），「失語症Q&A」（共著，新興医学出版社，2013），「絵でわかる失語症の症状と訓練」（医学と看護社，2015）「明日からの臨床・実習に使える言語聴覚障害診断」（医学と看護社，2016）等。

著者 (五十音順) ....

兒玉成博　（こだま　なりひろ）
熊本保健科学大学保健科学部リハビリテーション学科言語聴覚学専攻講師

略　　歴：2007 年 3 月九州保健福祉大学保健科学部言語聴覚療法学科卒業。2017 年 3 月熊本大学大学院医学教育部医科学専攻博士課程修了。2007 年 6 月より熊本大学医学部附属病院耳鼻咽喉科・頭頸部外科勤務後，2017 年 4 月より現職。

所属学会等：熊本県言語聴覚士会会員，日本音声言語医学会会員。

讃岐徹治　（さぬき　てつじ）
名古屋市立大学大学院医学研究科耳鼻咽喉・頭頸部外科学講師

略　　歴：1995 年 3 月愛媛大学医学部医学科卒業。愛媛大学医学部耳鼻咽喉科に入局し，愛媛大学医学部附属病院，市立宇和島病院，鷹ノ子病院で臨床に従事。2001 年 3 月愛媛大学大学院博士課程卒業。同年 4 月より愛媛大学医学部耳鼻咽喉科・頭頸部外科助手に採用され，同年 5 月より米国ワシントン大学客員研究員。2003 年 9 月より京都大学名誉教授一色信彦先生のクリニックで喉頭枠組み手術，形成外科を広く学び，2006 年 1 月より熊本大学耳鼻咽喉科・頭頸部外科助手，2010 年 9 月より講師。2017 年 10 月より現職。

所属学会等：日本耳鼻咽喉科学会会員，日本喉頭科学会幹事，日本音声言語医学会評議員，日本鼻科学会代議員，日本気管食道科学会会員，日本頭頸部外科学会会員等。

おもな著書：「新編 声の検査法」（医歯薬出版，2009）

本ドリルの使い方

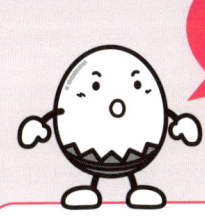

まずは左ページに
集中して問題を
解いてみよう！

左ページに穴埋め問題があります。傍注には「HINT」を掲載しているので，解答の参考にして解いてみましょう。

右ページには「読み解くための Keyword」として，重要用語を解説しています。知識をより深めましょう！

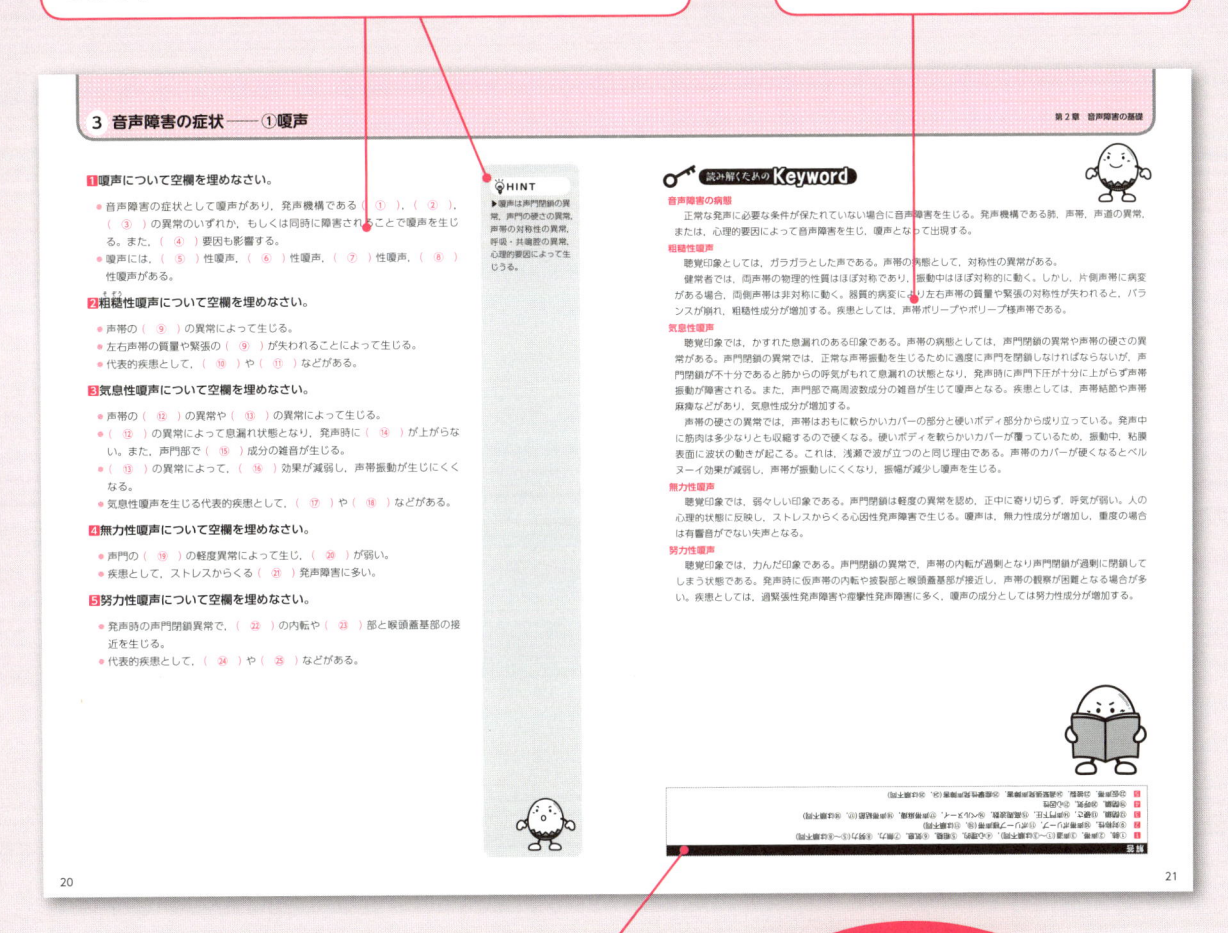

解答は右ページ下に掲載しています。

問題は全部で 416 問！
どのくらい解けたかな？
p.60 の採点表で
採点してみよう！

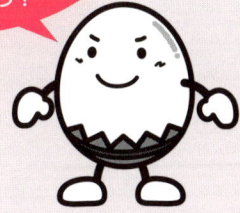

第 1 章

音声障害の歴史

この章では，喉頭の解剖，評価，治療にかかわる歴史について学んでいきます。喉頭の解剖学において，内喉頭筋の作用や支配神経が明らかになった時期，声帯の観察や音響分析の歴史について理解しましょう。また，言語聴覚士の音声治療の歴史，喉頭摘出術や声帯ポリープの手術が行われるようになった時期などについて理解しましょう。

1 音声障害の歴史

1 喉頭科学の歴史について空欄を埋めなさい。

- 1742 年に Ferrein が犬の喉頭を用いた実験で，（　①　）の名称を報告した。
- 1829 年に Willis が（　②　）関節のメカニズム，（　③　）筋の作用を明らかにした。
- 1839 年に Reid が（　④　）神経と（　⑤　）神経の神経支配を発表した。

2 喉頭の評価の歴史について空欄を埋めなさい。

- 1854 年に Garcia が歯科用の（　⑥　）と手鏡を用いて，自らの声帯振動を観察した。
- 1863 年に Helmholtz が（　⑦　）に関して膜振動説を提唱した。
- 1895 年に Oertel が（　⑧　）における声帯振動の観察を行った。
- 1960 年代初頭に Lieberman による音声の（　⑨　）の不規則の研究がはじまった。

3 音声治療の歴史について空欄を埋めなさい。

- 欧米では，（　⑩　）世紀後半ぐらいから音声治療の記録が残っている。
- 当初，音声治療は，（　⑪　）や開業耳鼻咽喉科医などによって行われた。
- 日本では，（　⑫　）年代から音声治療に関する論文が散見された。
- （　⑬　）年に日本で言語聴覚士が国家資格化され，音声障害に対する音声治療を言語聴覚士が行っている。

4 喉頭科学の手術について空欄を埋めなさい。

- 1770 年に Koderik が（　⑭　）の手術を行った。
- 1866 年に Watson が（　⑮　）を行った。
- 1965 年に Kleinsasser が（　⑯　）を行った。
- 一色が「喉頭機能外科」に 1974 年に（　⑰　），1977 年に（　⑱　）を記載した。

💡HINT

▶ 1965 年に理学療法士および作業療法士が国家資格化され，言語聴覚士はその 30 年以上後になる。

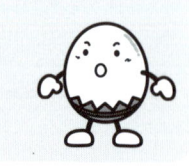

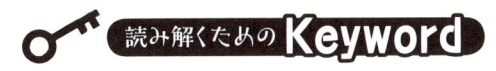

読み解くための Keyword

喉頭に関する器官の歴史

　1742 年に Ferrein が声帯を "vocal cord" と名称し，1829 年 Willis が輪状披裂関節のメカニズムおよび内喉頭筋の作用を明らかにした。また，Reid が 1839 年に上喉頭神経と反回神経の神経支配を発表し，18 世紀から 20 世紀にかけて喉頭に関する解剖学・生理学の歴史が発展した。

喉頭評価の歴史

　ヒトが発声しているときの声帯をはじめて観察したのは，スペインの声楽教師 Garcia であり，1854 年には歯科用の反射鏡と手鏡を用いて自らの声帯が動くのを観察した。これを Turck と Czermak が同時期に臨床応用し，間接喉頭鏡となった。また，音声の音響分析をはじめていた Helmholtz が 1863 年に声帯振動に関して膜振動説を提唱した。1877 年の Edison による蓄音機の発明は音声の記録と再現を可能とし，その後の音声言語の研究に多大な進歩をもたらした。

　内視鏡では，1895 年に Oertel が喉頭ストロボスコープにおける声帯振動の観察を行った。病的音声の音響分析に関する本格的な研究は，1960 年代初頭に Lieberman による音声の基本周期の不規則の研究にはじまった。

音声治療の歴史

　音声治療の歴史は，欧米において 19 世紀後半くらいから記録が残っており，当初音声治療は，声楽家や開業の耳鼻咽喉科医などが声楽学生や音声障害患者に対して各人の体験に基づいて個人的に発声のレッスンをしていたとされている。1971 年に Boone らが音声障害患者の音声症状に応じて，20 の促通法を用いて音声症状そのものを変える訓練法を報告した。20 の促通法は適宜選択され加筆修正されて，現在では 25 の促通法として紹介されている。

　日本では，1980 年代から音声治療に関する論文が数件散見されるのみだったが，1997 年の言語聴覚士の国家資格化に伴い音声障害に関する講義や演習が必修となり，講義内容においても徐々に充実してきた。日本でも音声障害を専門とする言語聴覚士の数は少しずつであるが増加傾向にある。

音声の外科的治療の歴史

　1873 年に Billroth が喉頭がんに対して喉頭摘出術を行い，日本でも 1888 年に佐藤が喉頭全摘術を行った。1909 年に直達喉頭鏡が Killian によって導入され，1960 年代となって顕微鏡と組みあわせることで喉頭の観察が容易になり，Scalco らによって喉頭ポリープ切除術が報告された。1966 年齋藤らが先端照明を用いた声帯ポリープ術を報告した。さらに，1974 年に一色が甲状軟骨形成術 I 型，1977 年には披裂軟骨内転術を報告した。

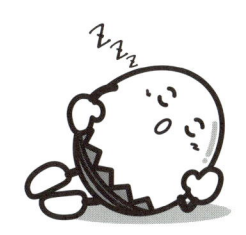

MEMO

第2章

音声障害の基礎

この章では，まず「1　音声障害の定義」で音声障害の定義および正常音声について学んでいきます。「2　音声障害にかかわる解剖と生理」では喉頭および喉頭周囲の筋肉や軟骨，神経について学び，声帯の層構造についても理解していきます。「3　音声障害の症状」では，嗄声（粗糙性，気息性，無力性，努力性）について理解し，それぞれの嗄声を生じる疾患や声帯結節，声帯ポリープなどについて学んでいきます。

1 音声障害の定義

1 音声障害の定義について空欄を埋めなさい。

- 声の要素には，声の（ ① ），（ ② ），（ ③ ），（ ④ ）がある。
- （ ⑤ ）や性別，生理的な変化を考慮したうえで正常範囲に入らないものを音声障害という。

2 正常音声の基礎について空欄を埋めなさい。

- 肺からの呼気流が左右声帯間を通ることで，（ ⑥ ）を生じる。
- 声道には，喉頭，咽頭，口腔，（ ⑦ ）が含まれる。
- 声道では音波の進行と反射によって音を強め合う現象がある。その現象を（ ⑧ ）とよび，声道の形状によって強め合う周波数のことを（ ⑧ ）周波数とよぶ。
- 母音発声では，声道の（ ⑨ ）を変化させることで，異なる母音の種類を発音している。
- 子音発声は，声道の（ ⑩ ）や強い（ ⑪ ）によって生成される。

3 正常声帯振動について空欄を埋めなさい。

- 1秒間における声帯振動の回数によって（ ⑫ ）周波数が決定される。
- 声帯振動は，4つの周期に分かれており，（ ⑬ ）期，（ ⑭ ）期，（ ⑮ ）期，（ ⑯ ）期がある。
- （ ⑬ ）期は，声門下圧によって声帯が開く時期であり，気流が声門を流れはじめる時期である。
- （ ⑭ ）期は，声門下圧によって最大に声帯が開く時期である。
- （ ⑮ ）期は，弾性力とベルヌーイ効果により声帯が内側に戻りはじめる。
- （ ⑯ ）期は，声門が閉鎖している時期である。

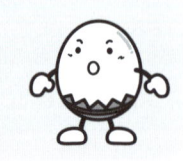

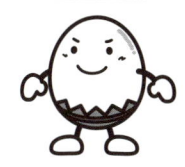

読み解くための Keyword

音声障害

声の要素には，高さ，強さ，持続，音色（声質）の 4 つの要素があり，それぞれについて年齢や性別，生理的な変化を考慮したうえで正常範囲に入らない場合を音声障害という。

声道

声道には，喉頭，咽頭，口腔，鼻腔が含まれている。声道の形を変えることによって，強めあう周波数（共鳴周波数）を変化させる。これにより母音発声の音声知覚に役立っている。また子音では，声道に閉鎖や強い狭めをつくり，短い雑音を生じさせることで生成される。

声帯振動

声門を開く力と閉じる力が生じることによって，声帯振動が引き起こされる（図）。声門を開く力（声門の外向き運動）として肺からの空気力学的エネルギーによって生じる声門下圧，声門を閉じる力（声門の内向き運動）として声帯の弾性力とベルヌーイ効果がはたらく。ベルヌーイ効果とは，流体が狭いところを通ると流速が速くなるため陰圧がかかる物理現象である。声帯上部を上唇，声門下部を下唇とよび，声帯の外向き運動は，下唇から起こり次第に上部に伝播する。また，声門の内向き運動も下唇から起こる。1 秒間に声帯が振動する回数によって声の高さが決定され，基本周波数とよばれる。声帯の振動は，声門開大期，最大開大期，声門閉小期，声門閉鎖期の 4 つの周期に分かれている。

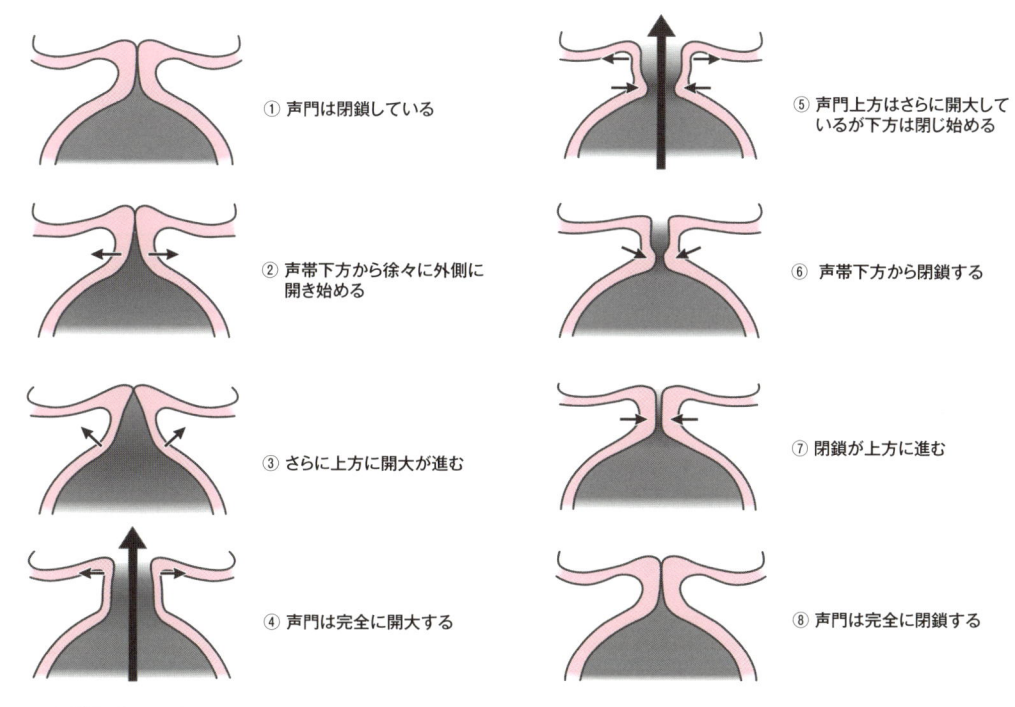

① 声門は閉鎖している

② 声帯下方から徐々に外側に開き始める

③ さらに上方に開大が進む

④ 声門は完全に開大する

⑤ 声門上方はさらに開大しているが下方は閉じ始める

⑥ 声帯下方から閉鎖する

⑦ 閉鎖が上方に進む

⑧ 声門は完全に閉鎖する

● **声帯振動のパターン**

〔大森孝一：言語聴覚士のための音声障害学. 医歯薬出版，26，2015 より改変〕

1 喉頭周囲の軟骨について下の表の空欄を埋めなさい。

	軟骨のタイプ	軟骨の形状
甲状軟骨	（ ① ）	（ ③ ）
輪状軟骨	（ ① ）	（ ④ ）
披裂軟骨	（ ① ）	（ ⑤ ）
喉頭蓋軟骨	（ ② ）	（ ⑥ ）

HINT
▶喉頭の枠組みは，軟骨と筋からなる器官であり，おもに4つの軟骨から構成されている。

2 喉頭の関節について空欄を埋めなさい。

- 輪状甲状関節は，左右一対の関節で，両側関節を結んだ直線を軸に（ ⑦ ）運動を行い，わずかに滑走する。
- 輪状披裂関節は，おもに（ ⑧ ）および（ ⑨ ）運動を行う。
- 輪状披裂関節が内側に滑走すると（ ⑩ ），外側に滑走すると（ ⑪ ）が起こる。
- 輪状披裂関節の揺動により，声帯突起の先端の（ ⑫ ）が変化する。

HINT
▶喉頭には二対の関節が存在し，声帯の動きに重要な役割を担っている。

3 喉頭腔について空欄を埋めなさい。

- 喉頭内部の空間である喉頭腔には，左右一対の前後に走行する襞である（ ⑬ ）が存在する。
- 声帯の上方に左右一対の前後に走行する襞である（ ⑭ ）が存在する。
- 声帯と仮声帯との間に（ ⑮ ）とよばれる空間が両側にある。
- 仮声帯より上の空間を（ ⑯ ）とよぶ。

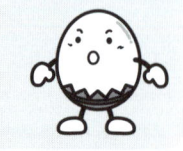

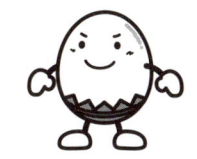

読み解くための Keyword

甲状軟骨（図）

　喉頭に存在する軟骨の中で最も大きい軟骨である。楯状の硝子軟骨であり，甲状軟骨板および上角，小角からなる。前面の上縁正中に上甲状切痕とよばれる切痕をもつ。

輪状軟骨（図）

　前部が低く，後部が高いリング状の硝子軟骨である。気管の上部に接続し喉頭下部の枠組みを構成する。

披裂軟骨（図）

　左右一対あり，三角錐状の硝子軟骨である。輪状軟骨と結合し，声帯の内・外転運動を可能にする重要な軟骨である。前部に声帯突起，後部に筋突起がある。

喉頭蓋軟骨（図）

　木の葉状の弾性軟骨である。舌骨および甲状軟骨と靱帯で連合している。

小角軟骨（図）

　披裂軟骨の先端に付着する小さい弾性軟骨である。

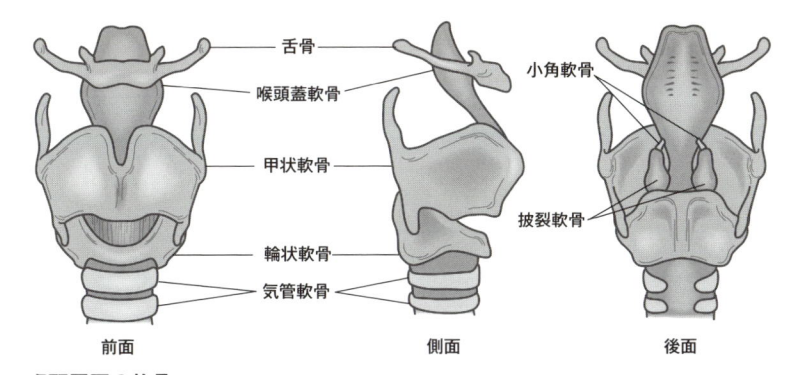

● **喉頭周囲の軟骨**

〔苅安　誠，他（編著），榊原健一，他（著）：言語聴覚療法シリーズ 14　改訂音声障害. 建帛社，31，2012 より改変〕

輪状甲状関節

　輪状軟骨の外側面と甲状軟骨下角とが構成する左右一対の関節である。両側関節を結んだ直線を軸に回転運動を行い，わずかに滑走する。回転運動を行うことで，声帯の緊張および弛緩に関与する。

輪状披裂関節

　おもに滑走および揺動の運動を行う。輪状披裂関節が内側に滑走すると内転，外側に滑走すると外転が起こる。内転することによって左右の声帯は互いに近づき声門閉鎖が起こる。また，外転することによって左右の声帯が遠ざかり声帯が開大される。さらに，輪状披裂関節の揺動により，声帯突起の先端の高さが変化する。

1 内喉頭筋について空欄を埋めなさい。

	支配神経	声帯への作用
甲状披裂筋	（ ① ）	（ ③ ）
後輪状披裂筋	（ ① ）	（ ④ ）
披裂筋	（ ① ）	（ ⑤ ）
外側輪状披裂筋	（ ① ）	（ ⑤ ）
輪状甲状筋	（ ② ）	（ ⑥ ）

2 喉頭の支配神経について空欄を埋めなさい。

- 喉頭の運動神経は，（ ⑦ ）神経と（ ⑧ ）神経に分かれている。
- （ ⑧ ）神経は，右側は鎖骨下動脈，左側は大動脈弓の下を上行する。
- 喉頭の知覚は，おもに（ ⑦ ）神経の（ ⑨ ）である。
- 上喉頭神経と反回神経との間には交通枝があり，（ ⑩ ）吻合とよばれる。

3 外喉頭筋（舌骨下筋群）について空欄を埋めなさい。

	支配神経	作用
胸骨舌骨筋	（ ⑪ ）	（ ⑫ ）
肩甲舌骨筋	（ ⑪ ）	（ ⑫ ）
胸骨甲状筋	（ ⑪ ）	（ ⑫ ）
甲状舌骨筋	（ ⑪ ）	（ ⑬ ）

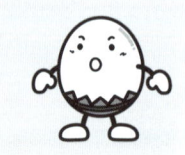

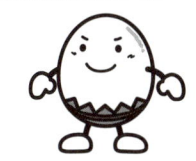

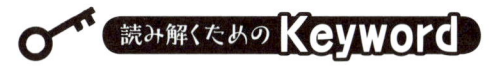

内喉頭筋（図）

内喉頭筋は，喉頭軟骨の関節運動に関与し，5種類ある。輪状甲状筋は，上喉頭神経支配，それ以外の筋は反回神経によって支配される。

甲状披裂筋（内筋）

甲状軟骨内面と披裂軟骨に付着する。反回神経支配で声帯を緊張させる。

後輪状披裂筋（後筋）

披裂軟骨筋突起と輪状軟骨後面に付着する。反回神経支配で声帯を開く。

披裂筋（横筋）

披裂軟骨内面を走行する。反回神経支配で声帯を閉じる。

外側輪状披裂筋（側筋）

披裂軟骨筋突起と輪状軟骨側面に付着する。反回神経支配で声帯を閉じる。

輪状甲状筋（前筋）

甲状軟骨下縁と輪状軟骨前面に付着する。上喉頭神経支配で声帯を引き伸ばす。

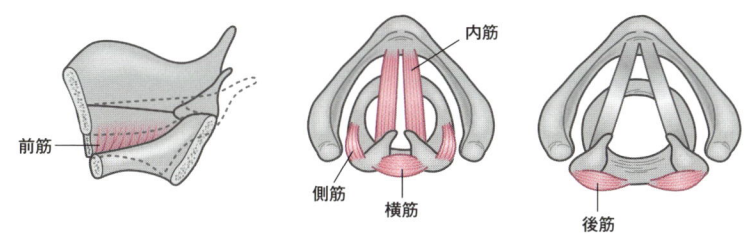

前筋　内筋　側筋　横筋　後筋

● **内喉頭筋**

〔久　育男：喉頭の構造と機能. 喜多村　健, 他〔編〕, NEW　耳鼻咽喉科・頭頸部外科学. 改訂第2版, 南江堂, 203, 2007 より改変〕

外喉頭筋（舌骨下筋群）

外喉頭神経は，喉頭の外部から喉頭全体の位置や喉頭内の形態に影響を与える筋を総称し，以下のようなものが含まれる。

胸骨舌骨筋

胸骨と舌骨に付着する。頸神経ワナ支配で喉頭を引き下げる。

肩甲舌骨筋

肩甲骨と舌骨に付着する。頸神経ワナ支配で喉頭を引き下げる。

胸骨舌骨筋

胸骨と舌骨に付着する。頸神経ワナ支配で喉頭を引き下げる。

甲状舌骨筋

甲状軟骨と舌骨に付着する。頸神経ワナ支配で喉頭を挙上させる。

頸神経ワナ

頸神経（C1～3）からなり，輪状になった部分をよぶ。

（以下は天地逆に印刷されている解答欄）

解答

1 ①反回神経，②上喉頭神経，③甲状披裂筋，④声門閉大，⑤声門閉鎖，⑥声帯伸展
2 ⑦上喉頭，⑧反回，⑨外枝，⑩ Galen（ガレン）
3 ⑪頸神経ワナ，⑫喉頭下制，⑬喉頭挙上

■1声帯の構造について空欄を埋めなさい。

- （　①　）は薄く，大部分は多列線毛上皮におおわれているが，声帯遊離縁では重層扁平上皮におおわれている。
- （　②　）はラインケ腔ともよばれており，組織が疎であり柔軟である。
- （　③　）は弾性線維と膠原線維からなる。
- （　④　）は膠原線維からなり，（　③　）とあわせて声帯靱帯とよぶ。

カバー	（　①　）
	（　②　）
移行部	（　③　）
	（　④　）
ボディ	声帯筋

▶声帯のボディとカバーの関係が成り立つことによって，粘膜波動が生じる。

HINT

■2発声の生理について空欄を埋めなさい（図）。

- （　⑤　）は，発声のエネルギー源である空気学的エネルギーを供給する器官である。この空気学的エネルギーにより声門下圧を高める。
- （　⑥　）は，空気学的エネルギーを音源に変換する器官である。
- （　⑦　）によって，（　⑥　）で生成された音波が装飾される。

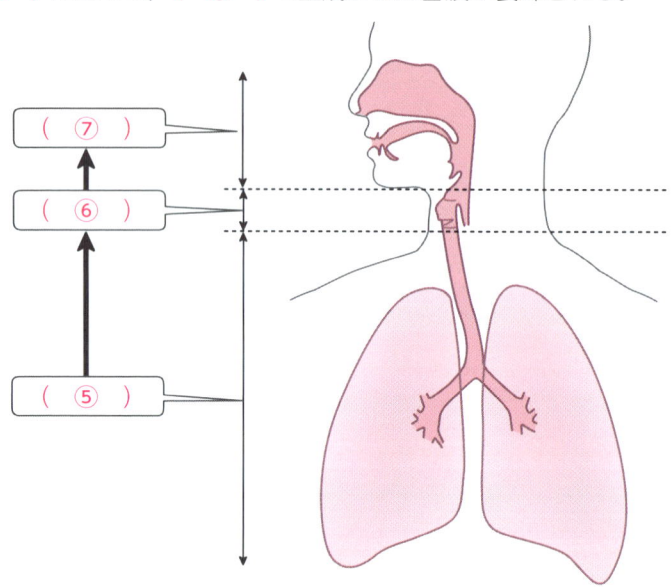

（　⑦　）

（　⑥　）

（　⑤　）

● **音声生成の生理的機序**

〔苅安　誠，他（編著），榊原健一，他（著）：言語聴覚療法シリーズ14　改訂音声障害．建帛社，41，2012より改変〕

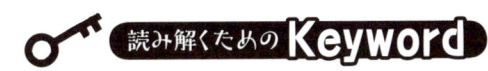

カバー（図）

　粘膜上皮と粘膜固有層浅層からなる。粘膜上皮は薄く，大部分が多列線毛上皮におおわれているが，声帯遊離縁では重層扁平上皮におおわれている。粘膜固有層浅層は，ラインケ腔ともよばれている。組織が疎であり柔軟である。

移行部（図）

　粘膜固有層中間層と粘膜固有層深層からなる。粘膜固有層中間層は，弾性線維と膠原線維から成り立っており，粘膜固有層深層は，膠原線維から成り立っている。

ボディ（図）

　声帯筋からなる。ボディは硬く，カバーとボディの硬さの違いにより，声帯は種々の振動パターンを呈する。層構造は，3 層構造で表現される場合もあるが，ボディとカバーの 2 層で表現される場合もある。2 層および 3 層で表現される場合の内訳を表に示す。

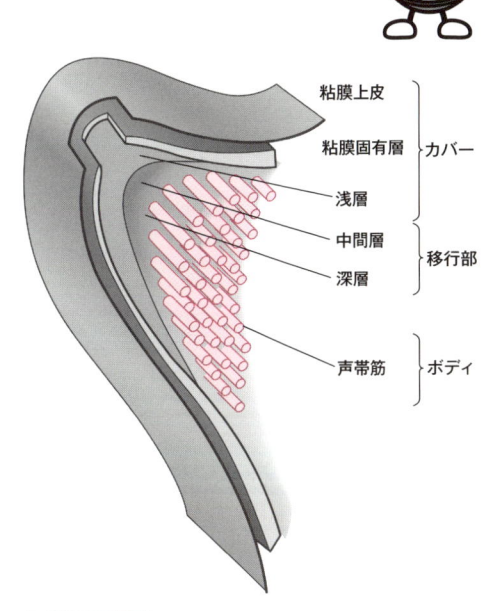

● **声帯の層構造**

〔平野　実：音声外科の基礎と臨床．耳鼻と臨床 21（補 1）：241，1975 より改変〕

● **声帯層構造の名称**

	2 層	3 層
粘膜上皮	カバー	カバー
粘膜固有層浅層	カバー	カバー
粘膜固有層中間層	ボディ	移行部
粘膜固有層深層	ボディ	ボディ
声帯筋	ボディ	ボディ

〔苅安　誠，他（編著），榊原健一，他（著）：言語聴覚療法シリーズ 14　改訂音声障害．建帛社，40 - 41，2012 より改変〕

発声の生理

　発声の仕組みは，肺からの呼吸，声帯での発声，声道による共鳴によって生成される。呼吸は横隔膜収縮による胸郭拡大により，胸腔内を陰圧とすることで吸気が行われ，横隔膜弛緩により呼気を引き起こす。引き起こされた呼気を声門まで送り込み，声門が閉鎖することで，声門下圧となって喉頭の音声生成のエネルギーを配給する。肺からの空気流を音響エネルギーに変換する器官が声帯である。肺からの空気流によって声帯振動を引き起こし，発声のための音源となる。声帯で生成された音響エネルギーは，咽頭，口腔，鼻腔などといった声道を通り，装飾される。声道によって音響エネルギーからことばへ変換される。

1肺気量区分について空欄を埋めなさい（図）。

- 安静吸気位から安静呼気位までの換気量を（ ① ）という。
- 最大吸気位から最大呼気位までの換気量を（ ② ）という。
- （ ① ）は，（ ② ）の 10 〜 15 ％くらいである。
- 人の（ ② ）は，男性が約（ ⑤ ）mL，女性が約（ ⑥ ）mL である。

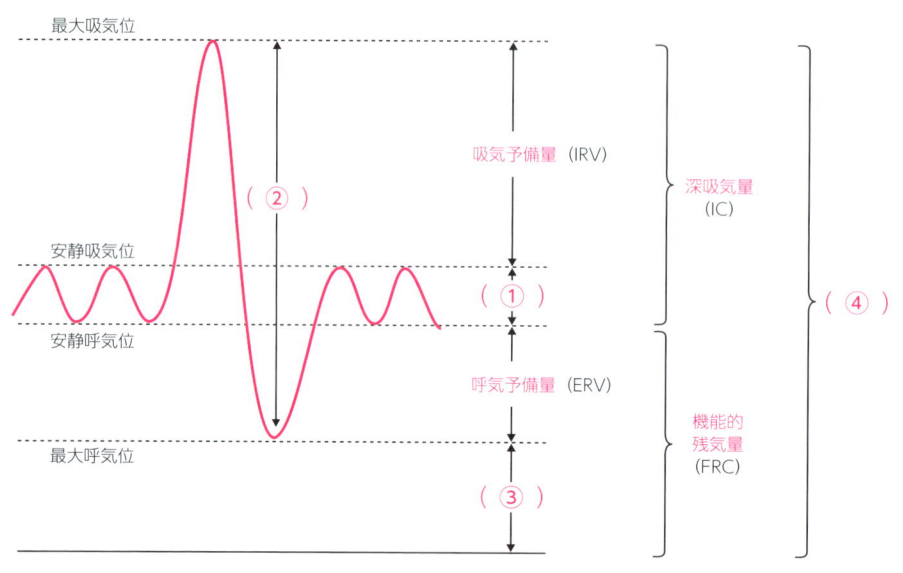

● 肺容積と容量

2呼吸筋について空欄を埋めなさい。

呼吸筋	筋肉	支配神経	作用
吸気筋	横隔膜	（ ⑦ ）	（ ⑨ ）
	外肋間筋	（ ⑧ ）	（ ⑩ ）
	肋骨挙筋	（ ⑧ ）	（ ⑩ ）
呼気筋	内肋間筋	（ ⑧ ）	（ ⑪ ）
	腹直筋	（ ⑧ ）	（ ⑫ ）

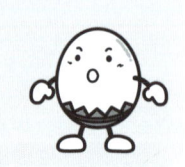

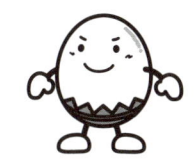

読み解くための Keyword

肺気量区分

肺には 1 回換気量，吸気予備量，呼気予備量，残気量の 4 つの異なる容積がある。また，4 つのうち 2 つ以上合わせた肺容積には，深吸気量，機能的残気量，肺活量，全肺気量がある。

1 回喚気量

安静呼吸時の 1 回の呼吸で吐かれ，また，吸われる空気の量である。肺活量の 10 ～ 15 ％ぐらいであり，約 500 mL である。

吸気予備量

正常 1 回換気量を超えて吸気可能な最大空気量で，通常約 3,000 mL である。

呼気予備量

正常 1 回換気量を呼出した後に強制呼気可能な空気量で，通常 1,100 mL である。

残気量

最大強制呼気の後に肺内に残っている空気量で，平均 1,200 mL である。

深吸気量

1 回換気量＋吸気予備量。正常な安静呼気レベルから呼吸をはじめ，肺を最大に膨らませるのに必要な容量である。

機能的残気量

呼気予備量＋残気量。正常の呼気終了時に肺に残っている空気量である。

肺活量

吸気予備量＋ 1 回喚気量＋呼気予備量。肺を最大吸気位まで膨らませた後に最大量を呼出することによって排出される空気量である。

全肺気量

肺活量（吸気予備量＋ 1 回喚気量＋呼気予備量）＋残気量。最大限可能な吸気によって拡張可能な肺の容積である。

呼吸筋

横隔膜が収縮するとドームの頂が下降し，胸郭容積が増大することで，圧力が下がり空気が外部から気道内に侵入し吸気が生じる。また，横隔膜が弛緩するとドーム状に戻り胸郭容積が減少し，圧力が高くなり，呼気を生じる。横隔膜以外にも吸気筋として外肋間筋や肋骨挙筋，呼気筋として内肋間筋や腹直筋などがあげられる。

胸郭

上方と周囲が胸壁，下方は横隔膜からなり，内部を胸腔とよぶ。胸壁の後方は 12 個の胸椎，側方は 12 対の肋骨，前方は胸骨から構成されている。

解答

1 ① 1 回換気量，② 肺活量，③ 残気量，④ 全肺気量，⑤ 3,500，⑥ 2,500

2 ⑦ 横隔神経，⑧ 肋間神経，⑨ 横隔膜下降，⑩ 肋骨挙上，⑪ 脊骨下降，⑫ 腹圧上昇

１ 音について空欄を埋めなさい。

- 音とは，（ ① ）の圧力変化である。
- 圧力変化によって生じる波を（ ② ）波とよび，（ ③ ）な部分は圧力が低く，（ ④ ）な部分は圧力が高い。
- 音の強さは，（ ⑤ ）で表すことができ，人間が聞くことができる一番小さい音を（ ⑥ ）音，最も大きい音を（ ⑦ ）音とよぶ。
- 音圧レベルの単位を（ ⑧ ）で表す。
- 音が空気中を伝わる速さは，約（ ⑨ ）m/秒である。

２ 音と声帯振動の関係について空欄を埋めなさい。

- 楽器には弦楽器と管楽器などがあるが，声帯は（ ⑩ ）楽器である。
- 声帯のような（ ⑩ ）楽器は，声帯そのものが震えて音源となるのではなく，左右声帯間（声門）を呼気がすり抜けていくことで（ ⑪ ）波が生じて声が生じる。
- 呼気のもつ（ ⑫ ）的エネルギーによって声帯が振動する。

３ 喉頭原音の音響学的特徴について空欄を埋めなさい。

- 喉頭原音は，準周期的なパルス信号であり，基音と倍音からなる（ ⑬ ）スペクトルで表示される。
- スペクトルは，信号を構成している周波数成分の振幅を周波数の関数で表したものであり，縦軸が（ ⑭ ），横軸が（ ⑮ ）である。
- 基音が最も振幅が大きく，周波数が１オクターブ上昇することで，（ ⑯ ）dB減衰していく。
- 声帯からの原音は（ ⑰ ）を通ることで装飾されていき，（ ⑰ ）の長さと形状によって伝達関数が決まる。
- 口唇から放射された音声は，１オクターブ上昇することで，（ ⑱ ）dB増強されていく。

🔆HINT

▶声道の長さや形状によって共鳴周波数が変化する。

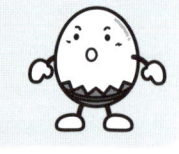

16

読み解くための Keyword

音の特性

音とは，空気の微細な圧力変化であり，疎密波（右図）とよばれる。疎密波は，空気の密な部分と疎な部分からなり，密な部分は圧力が高く，疎な部分は圧力が低い。この圧力の差を音圧という。音の強さは，音圧で表すことができ，ヒトが聴くことができる一番小さな音を最小可聴音，最も大きな音を最大可聴音とよぶ。最小可聴音を音圧レベルで表すと 0 dBSPL と表し，SPL は，sound pressure level の略である。また，音が空気を伝わる速さは 340 m/秒である。

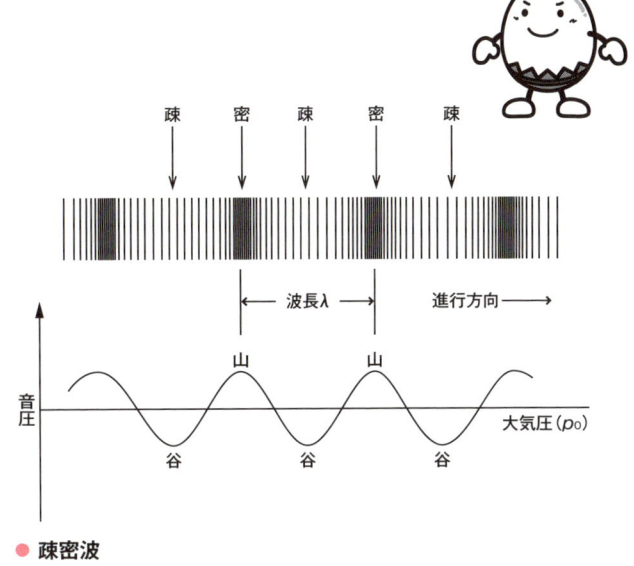

● 疎密波
〔吉田友敬：言語聴覚士の音響学入門．海文堂出版，8，2005〕

音響学的特徴

喉頭原音は，準周期的なパルス信号であり，下図のように基音と倍音からなる線スペクトル（a.音源）で表示される。スペクトルとは，信号を構成している周波数成分の振幅を周波数の関数で表したものであり，縦軸が振幅，横軸が周波数である。基音が最も振幅が大きく，周波数が 1 オクターブ上昇することで，12 dB 減衰していく。声帯からの原音は，声道（b.声道共鳴）を通ることで装飾されていき，声道の長さと形状によって伝達関数が決まる。さらに，口唇から放射された音声は，1 オクターブ上昇することで，6 dB 増強されていく（c.放射特性）。もともとの音源（声帯）からの線スペクトルが声道により装飾され，さらに放射特性が加わることによって，音声波形（d.音声波形）が生成される。

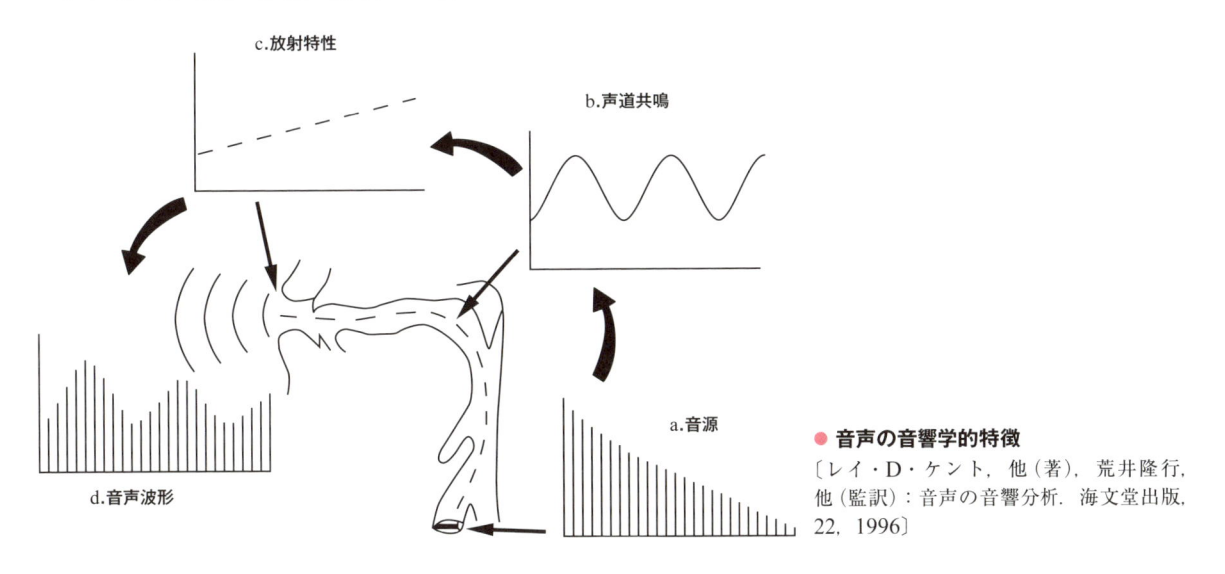

● 音声の音響学的特徴
〔レイ・D・ケント，他（著），荒井隆行，他（監訳）：音声の音響分析．海文堂出版，22，1996〕

2 音声障害にかかわる解剖と生理 ── ⑥音響学的特徴

1 母音の音響学的特徴について空欄を埋めなさい。

- 成人男性の声道の長さは，約（ ① ）cmであり，空気中の音速を 340 m/ 秒とすると，第 1 ホルマント周波数は，（ ② ）Hz，第 2 ホルマント周波数は，（ ③ ）Hz，第 3 ホルマント周波数は，（ ④ ）Hzであり，ホルマント周波数は，等間隔に位置する。
- 母音では特に第 1 ホルマント周波数および第 2 ホルマント周波数が重要であり，第 1 ホルマント周波数は，（ ⑤ ），第 2 ホルマント周波数は，（ ⑥ ）が関与している。

2 子音の音響学的特徴について空欄を埋めなさい。

- 破裂音では，破裂の瞬間から後続母音の声帯振動がはじまるまでの時間間隔を（ ⑦ ）という。（ ⑦ ）は，無声破裂音のほうが有声破裂音よりも長くなる。
- 声道を閉じている区間の音響エネルギーは弱くなり，声帯無声破裂音では，声道を閉鎖するのと並行して，声門を開いて声帯振動をやめるため，（ ⑧ ）区間が存在する。振動に起因する音は頬などの皮膚振動を通して漏れてくる（ ⑨ ）とよばれる低周波音となって，スペクトログラム上に出現する。
- 摩擦音は，声道のどこかを一時的に狭めて呼気流を乱流化して摩擦音源をつくることで生成される。摩擦音のスペクトルは，（ ⑩ ）スペクトル構造をもつ。
- 摩擦音源から唇までの声道の共鳴特性によるフィルタ作用がかかるため，摩擦音の雑音の周波数特性は，（ ⑪ ）に応じて変化する。

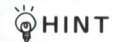

▶声道の長さや形状によって共鳴周波数が変化する。

HINT

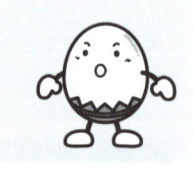

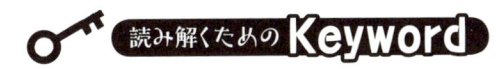 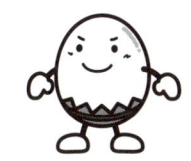

ホルマント周波数

　声道のなかで起こる音波の進行と反射によって生じる現象を共鳴とよぶ。この共鳴を引き起こす周波数を共鳴（ホルマント）周波数という。図のように共鳴を起こす周波数のなかでも最も低い周波数を第1ホルマント周波数，次に共鳴を引き起こす周波数を第2ホルマント周波数とよび，ホルマント周波数はいくつも存在する。成人男性の声道の長さが約17 cmであり，空気中の音速を340 m/秒とすると，第1ホルマント周波数では，周波数の波長が17×4＝68 cmとなり，v＝fλより計算すると，第1ホルマント周波数は，500 Hzとなる。また，第2ホルマント周波数1,500 Hz，第3ホルマント周波数2,500 Hzとなる。

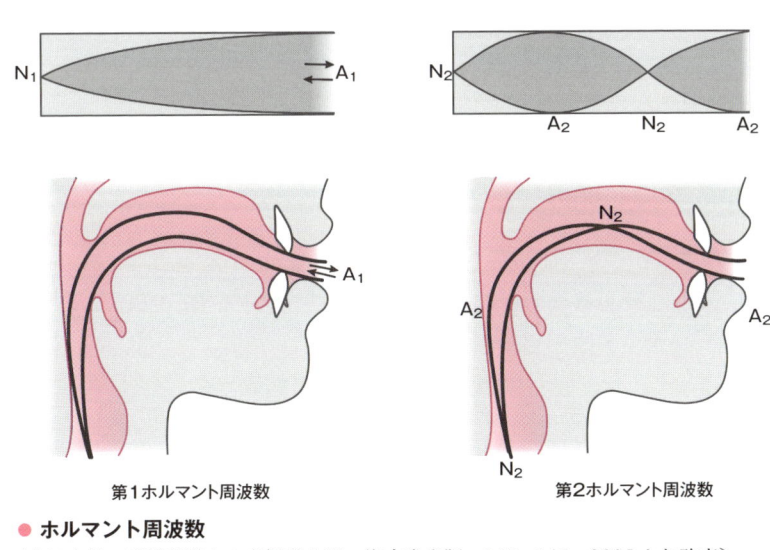

第1ホルマント周波数　　　　第2ホルマント周波数

● ホルマント周波数

〔吉田友敬：言語聴覚士の音響学入門．海文堂出版，145-146，2005 より改変〕

母音の音響学的特徴

　母音発声時の声道は，声門部で閉じており，口唇部で開いた音響管とみなすことができる。

　母音発声時に舌と口蓋の距離や舌の位置を変化させることで，声道の形状を変え，ホルマント周波数が変化する。特に第1ホルマント周波数には舌と口蓋の距離が関与し，第2ホルマント周波数には舌の前後位置が関与する。

破裂音の音響学的特徴

　無声子音/p/，/t/，/k/や有声子音/b/，/d/，/g/などがある。無声破裂音では，声道のどこかに閉鎖が生じることで無音区間が存在する。破裂音の開始時刻と声帯振動による母音の開始時刻の間隔を有声開始時間（voice onset time：VOT）という。また有声破裂音では，閉鎖中も頬などを通して有声音源波形が漏れてくるボイスバー（バズバー）が生じる。

摩擦音の音響学的特徴

　無声子音/s/，/ɕ/，/h/や有声子音/z/，/ʒ/などがある。声道のやや前方に狭をつくり，乱流雑音を引き起こすことによって生成される。摩擦音のスペクトルは，連続スペクトル構造をもち，狭めの位置によって周波数特性が変化する。

1 嗄声について空欄を埋めなさい。

- 音声障害の症状として嗄声があり，発声機構である（ ① ），（ ② ），（ ③ ）の異常のいずれか，もしくは同時に障害されることで嗄声を生じる。また，（ ④ ）要因も影響する。
- 嗄声には，（ ⑤ ）性嗄声，（ ⑥ ）性嗄声，（ ⑦ ）性嗄声，（ ⑧ ）性嗄声がある。

2 粗糙性嗄声について空欄を埋めなさい。

- 声帯の（ ⑨ ）の異常によって生じる。
- 左右声帯の質量や緊張の（ ⑨ ）が失われることによって生じる。
- 代表的疾患として，（ ⑩ ）や（ ⑪ ）などがある。

3 気息性嗄声について空欄を埋めなさい。

- 声帯の（ ⑫ ）の異常や（ ⑬ ）の異常によって生じる。
- （ ⑫ ）の異常によって息漏れ状態となり，発声時に（ ⑭ ）が上がらない。また，声門部で（ ⑮ ）成分の雑音が生じる。
- （ ⑬ ）の異常によって，（ ⑯ ）効果が減弱し，声帯振動が生じにくくなる。
- 気息性嗄声を生じる代表的疾患として，（ ⑰ ）や（ ⑱ ）などがある。

4 無力性嗄声について空欄を埋めなさい。

- 声門の（ ⑲ ）の軽度異常によって生じ，（ ⑳ ）が弱い。
- 疾患として，ストレスからくる（ ㉑ ）発声障害に多い。

5 努力性嗄声について空欄を埋めなさい。

- 発声時の声門閉鎖異常で，（ ㉒ ）の内転や（ ㉓ ）部と喉頭蓋基部の接近を生じる。
- 代表的疾患として，（ ㉔ ）や（ ㉕ ）などがある。

🔍HINT

▶嗄声は声門閉鎖の異常，声門の硬さの異常，声帯の対称性の異常，呼吸・共鳴腔の異常，心理的要因によって生じうる。

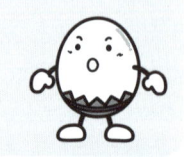

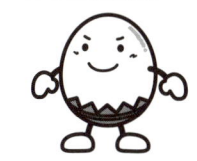

読み解くための Keyword

音声障害の病態

正常な発声に必要な条件が保たれていない場合に音声障害を生じる。発声機構である肺，声帯，声道の異常，または，心理的要因によって音声障害を生じ，嗄声となって出現する。

粗糙性嗄声

聴覚印象としては，ガラガラとした声である。声帯の病態として，対称性の異常がある。

健常者では，両声帯の物理的性質はほぼ対称であり，振動中はほぼ対称的に動く。しかし，片側声帯に病変がある場合，両側声帯は非対称に動く。器質的病変により左右声帯の質量や緊張の対称性が失われると，バランスが崩れ，粗糙性成分が増加する。疾患としては，声帯ポリープやポリープ様声帯である。

気息性嗄声

聴覚印象では，かすれた息漏れのある印象である。声帯の病態としては，声門閉鎖の異常や声帯の硬さの異常がある。声門閉鎖の異常では，正常な声帯振動を生じるために適度に声門を閉鎖しなければならないが，声門閉鎖が不十分であると肺からの呼気がもれて息漏れの状態となり，発声時に声門下圧が十分に上がらず声帯振動が障害される。また，声門部で高周波数成分の雑音が生じて嗄声となる。疾患としては，声帯結節や声帯麻痺などがあり，気息性成分が増加する。

声帯の硬さの異常では，声帯はおもに軟らかいカバーの部分と硬いボディ部分から成り立っている。発声中に筋肉は多少なりとも収縮するので硬くなる。硬いボディを軟らかいカバーが覆っているため，振動中，粘膜表面に波状の動きが起こる。これは，浅瀬で波が立つのと同じ理由である。声帯のカバーが硬くなるとベルヌーイ効果が減弱し，声帯が振動しにくくなり，振幅が減少し嗄声を生じる。

無力性嗄声

聴覚印象では，弱々しい印象である。声門閉鎖は軽度の異常を認め，正中に寄り切らず，呼気が弱い。人の心理的状態に反映し，ストレスからくる心因性発声障害で生じる。嗄声は，無力性成分が増加し，重度の場合は有響音がでない失声となる。

努力性嗄声

聴覚印象では，力んだ印象である。声門閉鎖の異常で，声帯の内転が過剰となり声門閉鎖が過剰に閉鎖してしまう状態である。発声時に仮声帯の内転や披裂部と喉頭蓋基部が接近し，声帯の観察が困難となる場合が多い。疾患としては，過緊張性発声障害や痙攣性発声障害に多く，嗄声の成分としては努力性成分が増加する。

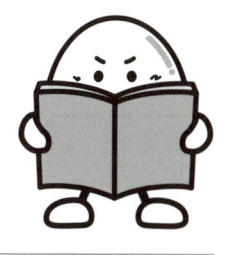

■1 音声障害の分類について空欄を埋めなさい。

● 音声障害の分類として，喉頭の（ ① ）異常，喉頭の（ ② ）性疾患，喉頭の外傷，全身性疾患，音声障害をきたす（ ③ ）器・（ ④ ）器疾患，心理的疾患・精神疾患，（ ⑤ ）疾患，（ ⑥ ）性発声障害，原因不明の音声障害に分けられる。

■2 声帯結節について空欄を埋めなさい。

● 病態として，粘膜上皮が（ ⑦ ）した状態で，おもに（ ⑧ ）性である。
● 性別では，（ ⑨ ）や男児に多い。
● 原因としては，慢性的な（ ⑩ ）である。
● 音声所見は，（ ⑪ ）性嗄声，（ ⑫ ）性嗄声である。
● 治療として，（ ⑬ ）や（ ⑭ ）がある。

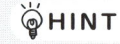 **HINT**

▶声帯結節とはいわゆる「胼胝（たこ）」が声帯の前方 1/3 に生じたものである。

■3 声帯ポリープについて空欄を埋めなさい。

● 病態として，血管が破綻し血腫を生じたものでおもに（ ⑮ ）性である。
● 原因としては，（ ⑯ ）や（ ⑰ ）である。
● 音声所見は，（ ⑱ ）性嗄声である。
● 治療として，（ ⑲ ）がある。

■4 ポリープ様声帯について空欄を埋めなさい。

● 病態として，粘膜下に基質が貯留したものでおもに（ ⑳ ）性である。
● 原因としては，（ ㉑ ）や（ ㉒ ）である。
● 音声所見は，（ ㉓ ）性嗄声である。
● 治療として，（ ㉔ ）がある。

■5 喉頭肉芽腫について空欄を埋めなさい。

● 病態として，おもに（ ㉕ ）部の衝突により炎症性の腫瘤が生じ，おもに（ ㉖ ）性である。
● 原因としては，（ ㉗ ）や（ ㉘ ）である。
● 音声所見は，ほとんど嗄声は生じることがなく，治療として，（ ㉙ ），（ ㉚ ），（ ㉛ ）がある。

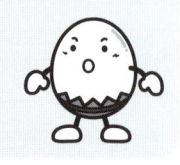

 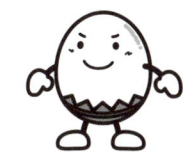

読み解くための **Keyword**

音声障害の分類

　音声障害の分類は，日本音声言語医学会／日本喉頭科学会編集の「音声障害の診療ガイドライン 2018 年版」に記載されている。その分類によると，音声障害の分類は，喉頭の組織異常，喉頭の炎症性疾患，喉頭の外傷，全身性疾患，音声障害をきたす呼吸器・消化器疾患，心理的疾患・精神疾患，神経疾患，その他の音声障害（機能性発声障害を含む）に分けられる。代表的な疾患として，喉頭の組織異常のなかの声帯粘膜の異常に，声帯結節，声帯ポリープ，声帯嚢胞，ポリープ様声帯，喉頭肉芽腫など，心理的疾患・精神疾患のなかの身体症状症および関連症候に心因性発声障害，神経疾患のなかに片側声帯麻痺，両側声帯麻痺や痙攣性発声障害，音声振戦などがある。さらに，その他の音声障害（機能性発声障害を含む）には，筋緊張性発声障害（過緊張性発声障害，低緊張性発声障害），変声障害，仮声帯発声，奇異性声帯運動がある。

声帯結節

　粘膜上皮が肥厚した状態で，おもに両側性である。性別では，成人女性や男児に多い。原因としては，慢性的な音声酷使である。音声所見は，粗糙性嗄声，気息性嗄声である。治療として音声治療が先行され，音声治療で難治である場合に喉頭微細手術を行う場合もある。

声帯ポリープ

　血管が破綻し，血腫が生じたもので，おもに一側性である。特に性差はなく，原因としては，喫煙や音声酷使である。音声所見は，粗糙性嗄声であり，治療として喉頭微細手術を行う。

ポリープ様声帯

　粘膜下に基質が貯留したもので，おもに両側性である。女性のヘビースモーカーに多い。原因としては，喫煙や音声酷使である。音声所見は，粗糙性嗄声であり，治療として禁煙や喉頭微細手術を行う。

喉頭肉芽腫

　声帯後方にある披裂部の衝突により炎症性の腫瘤が生じたもので，おもに一側性である。原因としては，胃酸逆流や気管挿管，強い声帯間の衝突があげられる。ほとんど嗄声を生じないが，肉芽腫が大きくなってくると嗄声を生じてくる。治療として音声治療，喉頭微細手術，胃酸分泌抑制薬がある。

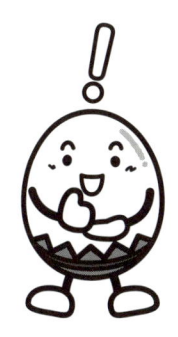

1 声帯萎縮について空欄を埋めなさい。

- 声帯筋の（ ① ）により嗄声を生じる。
- 嗄声として，（ ② ）性嗄声や声の高さの（ ③ ）を認める。
- 外科的治療として，（ ④ ）や（ ⑤ ），保存的治療として（ ⑥ ）が行われる。

2 声帯溝症について空欄を埋めなさい。

- （ ⑦ ）付近の前後方向に溝が形成される。
- 嗄声として，（ ⑧ ）性嗄声や声の高さの（ ⑨ ）を認める。
- 外科的治療として，（ ⑩ ）や（ ⑪ ）が行われる。

3 片側声帯麻痺の症状について空欄を埋めなさい。

- 声帯運動をつかさどる（ ⑫ ）神経の障害により内喉頭筋の麻痺が生じる。
- 原因として，甲状腺がん，食道がん，肺がん，心疾患，（ ⑬ ）などがあり，（ ⑬ ）では，麻痺が改善しやすい。
- 音声所見は，（ ⑭ ）性嗄声，（ ⑮ ）性嗄声である。治療として，（ ⑯ ），（ ⑰ ）などがある。

HINT

▶片側声帯麻痺の外科的治療は，発声時声門閉鎖不全を改善させることが目的である。

4 片側声帯麻痺の固定位置について空欄を埋めなさい。

- 片側声帯麻痺の固定位置は，次のように定義される。
  （ ⑱ ）：声帯が正中位に接着する位置。
  （ ⑲ ）：正中位と中間位の間の位置。
  （ ⑳ ）：安静呼吸時の位置。
  （ ㉑ ）：声門が最も開大した位置。深呼吸の位置。

5 片側声帯麻痺について空欄を埋めなさい。

- 麻痺側は，（ ㉒ ）に多い。
- 最長発声持続時間は，（ ㉓ ）する。
- 誤嚥を起こすことがあり，（ ㉔ ）型誤嚥が多い。
- 麻痺が長く存在すると筋の萎縮や弛緩が進行して，声帯が（ ㉕ ）を呈する。

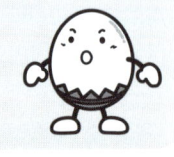

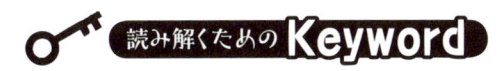 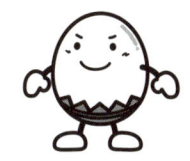

声帯萎縮

　声帯の粘膜下組織減少および声帯筋の萎縮により嗄声を生じる。60 歳以降の男性に多い。萎縮により発声時声門閉鎖不全を認め，嗄声を生じる。治療として，音声治療や声帯脂肪注入術，甲状軟骨形成術Ⅰ型などを行う。

声帯溝症

　声帯縁に沿って前後に走る溝が観察され，原因については明らかになっていない。発声時の変異門閉鎖不全を認め，嗄声を生じる。治療としては，声帯内コラーゲン注入術や声帯内筋膜移植術などが行われる。

片側声帯麻痺

　病態として，片側の声帯運動をつかさどる反回神経あるいは迷走神経の障害により内喉頭筋の麻痺が生じる。原因として，迷走神経および反回神経の走行部位に生じる腫瘍や神経の圧迫・切断によって運動障害を生じる。具体的な疾患としては，甲状腺がん，食道がん，肺がん，心疾患，気管挿管などがあげられる。音声所見として気息性嗄声，粗糙性嗄声を生じ，治療としては，披裂軟骨内転術，甲状軟骨形成術Ⅰ型などがある。

片側声帯麻痺の固定位置

　麻痺固定位置は，正中位，副正中位，中間位，開大位の 4 つに分けられる（図）。正中位は，内転筋の収縮によって声帯が正中位に接着する位置，副正中位は，正中位と中間位の間の位置，中間位は，内転筋，外転筋ともに弛緩したときの位置で安静呼吸時の位置，開大位は，外転筋の強い収縮によって，声門が最も開大した位置で深呼吸の位置となる。声帯が固定する位置により，声門閉鎖の状態が決定され，嗄声の程度も変化するが，固定位置が外側にあると発声時の声門間隙を認め，気息性嗄声や粗糙性嗄声を生じる。

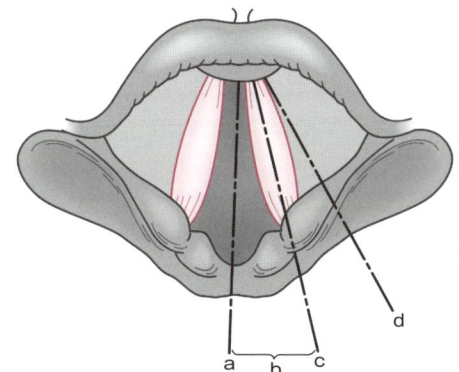

● **麻痺側声帯の位置**
a：正中位，b：副正中位，c：中間位，d：開大位
〔切替一郎（原著），野村恭也（監），加我君孝（編）：新耳鼻咽喉科学，改訂 11 版．南山堂，557，2013より改変〕

■1 心因性失声症について空欄を埋めなさい。

- 心因的ストレスが原因で，性別では（　①　）に多い。
- 発声時に，両側声帯が内転するが，正中に寄りきらない。（　②　）をすると有声音が出ることが多い。
- 症状としては，（　③　）あるいは重度の気息性および無力性嗄声を認める。
- 治療は，（　②　）を用いた音声治療を行うことが多い。

■2 変声障害について空欄を埋めなさい。

- 声変わりは，思春期に起こる声の変化で，（　④　）の一つである。
- 小学校高学年から声変わりが始まり，（　⑤　）歳ではほぼ完了すると考えられている。
- 変声障害は，声変わりの時期に何らかの原因で喉頭の調節障害が引き起こされ，症状として，声が裏返るといった声の（　⑥　）であったり，日常の会話音声が（　⑦　）であったりといった症状が出現する。
- 治療は，音声治療が有効であり，特に喉頭隆起を後下方に押し下げて発声させる（　⑧　）法が有効である。

■3 痙攣性発声障害について空欄を埋めなさい。

- 会話発声時に声帯周囲の筋肉が不随意に収縮することにより，声帯の過内転，声門上部の圧迫が間欠的に生じ，声の（　⑨　）や（　⑩　）が生じる。
- 不随意運動のなかでも局所的な（　⑪　）に分類される。
- 性別では（　⑫　）に多い。
- 内転型と外転型に分類されるが，多くは（　⑬　）である。
- （　⑬　）痙攣性発声障害では，話声時や発声時の声の詰まりに一致した喉頭の絞扼（こうやく）運動が認められる。
- 治療としては，（　⑭　）の声帯内注射や（　⑮　）が行われている。

■4 過緊張性発声障害について空欄を埋めなさい。

- 発声に際して，（　⑯　）およびその周辺の筋肉が過度に緊張するために起こる声の障害である。
- 喉頭所見は，発声時に披裂喉頭蓋基部と（　⑰　）の接近や仮声帯が内転することで喉頭絞扼を認める。
- 音声所見は，（　⑱　）嗄声を呈する。
- 治療として，喉頭の緊張緩和を目的とした（　⑲　）を行う。

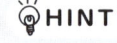

HINT

▶痙攣性発声障害の内転型と過緊張性発声障害の声の症状は似ており，鑑別が必要である。

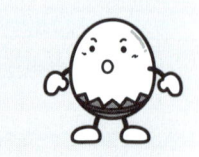

読み解くための **Keyword**

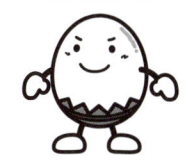

心因性失声症

　　原因は，精神的なストレスで失声が生じ，転換症状という。喉頭所見では，両側声帯は内転するが，寄り切らず声門間隙を認める。しかし，咳払いを行うと声帯が内転し，通常通り声門閉鎖が認められる。音声所見は，失声，あるいは重度の気息性および無力性嗄声を認める。咳払い時には，有響音が出る場合が多い。治療は咳払いを用いた音声治療を行う。

変声障害

　　原因は，男性の第二次性徴期に喉頭の軟骨が拡大したにもかかわらず，喉頭の調節障害により裏声を用いて会話を行っている状態である。喉頭所見として軽度の充血や浮腫などがみられる。音声所見は，日常生活の声が裏声であったり，話声位が定まらず声が翻転したりする。治療は，音声治療が有効であり，特に喉頭隆起を後下方に押し下げて発声させる Kayser-Gutzmann 法が有効である。

痙攣性発声障害

　　タイプが内転型，外転型，混合型に分けられ，内転型が最も多いため，内転型痙攣性発声障害の症状について示す。内転型痙攣性発声障害では，発声時に声帯周囲の筋肉が不随意に収縮することによって，声帯の過内転，声門上部の圧迫を生じる。症状として，声の途切れや詰まりを呈し，20 ～ 50 歳代の女性に多い。喉頭所見として，話声時や発声時の声の詰まりに一致した喉頭絞扼運動を認める。音声症状として，母音持続発声よりも話声において声の途切れや詰まりの症状が悪化する特徴がある。治療として，音声治療，甲状軟骨形成術Ⅱ型，A型ボツリヌス毒素声帯内注入術などがあげられる。鑑別疾患として，過緊張性発声障害や音声振戦がある。

過緊張性発声障害

　　発声時に過度に喉頭周囲の筋肉が緊張してしまい，努力性嗄声となってしまう状態である。喉頭所見としては，発声時に仮声帯の接近や披裂部と喉頭蓋基部の接近による喉頭絞扼を認める。音声所見では，母音持続発声時や話声時ともに努力性嗄声を生じ，両者に差異は認めない。治療として音声治療が行われ，喉頭の緊張を緩和する方法を用いる。

音声振戦

　　発声器官において振戦が起こる状態であり，周期は 4 ～ 8 Hz とされている。60 ～ 70 歳代の女性に多い。喉頭所見として，喉頭全体の震えおよび周期的な喉頭の絞扼が認められ，咽頭後壁，軟口蓋，顔面部にも震えを伴うことがある。音声所見は，声の震えであるが，特に母音持続発声時に症状が悪化する。治療としては，抗てんかん薬やβ交換神経遮断薬などが使用される。

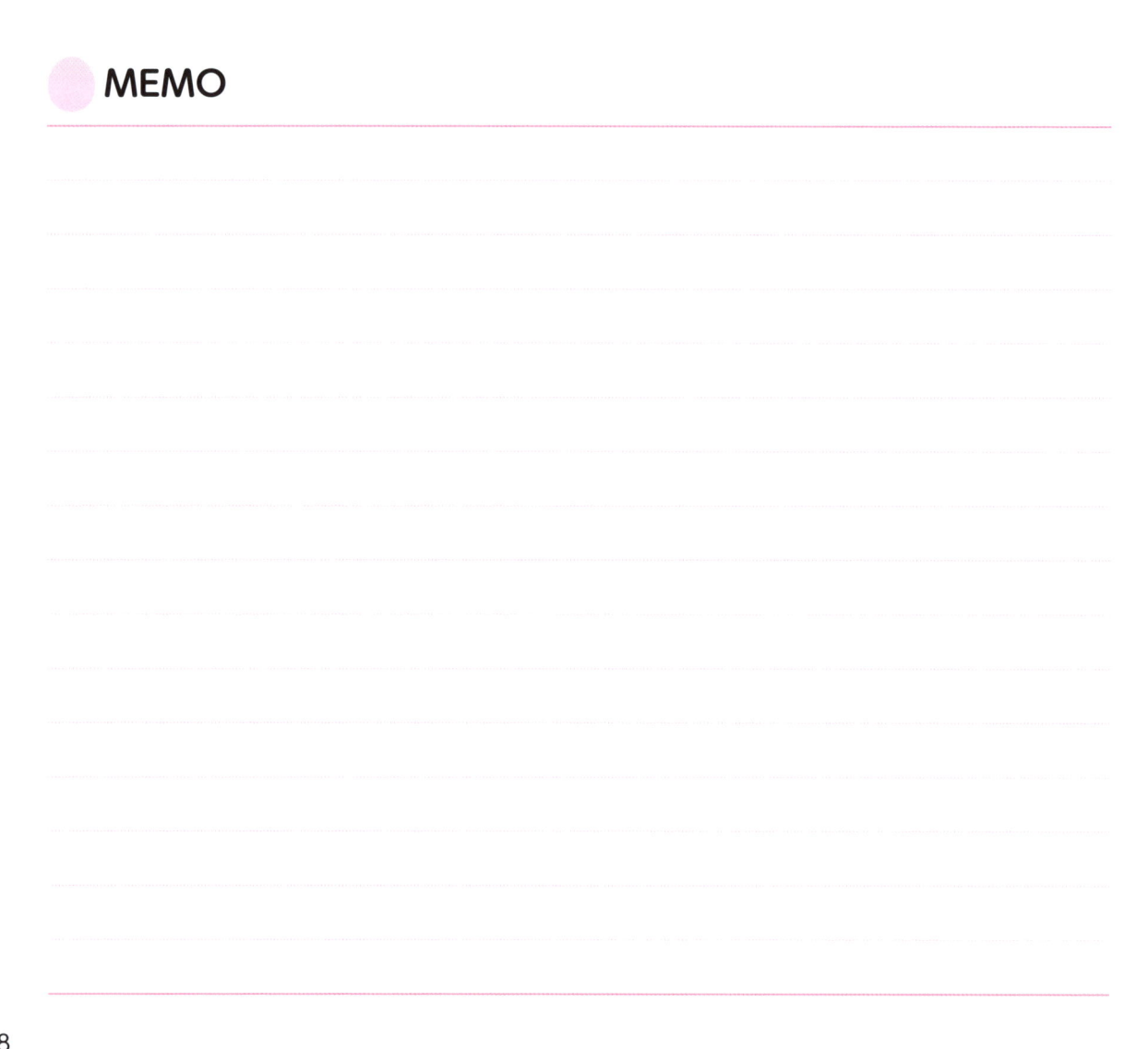

MEMO

第 **3** 章

音声障害の臨床

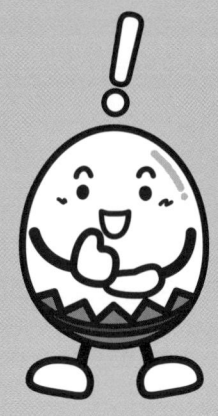

この章では，「1　音声障害の評価」で言語聴覚士が行う
空気力学的検査，音響分析，GRBAS尺度など，また，耳
鼻咽喉科医が行う間接・直達喉頭鏡や喉頭ストロボスコ
ピーなどの喉頭評価について学んでいきます。「2　音声
障害の治療」では，耳鼻咽喉科医が行う外科的治療や言
語聴覚士が行う音声訓練，さらに，喉頭摘出者に対する
無喉頭発声について理解を深めていきましょう。

1 空気力学的検査について空欄を埋めなさい。

- 声が産生されるためには，声帯振動を引き起こすために必要な（　①　）が必要である。
- （　①　）のもつ空気エネルギーを音響エネルギーに変換する喉頭調節，共鳴腔としての咽頭，口腔，鼻腔の調節がある。
- 空気力学的検査では，（　①　），（　②　），（　③　）を測定する。また，呼吸機能検査も含む場合がある。

2 最長発声持続時間について空欄を埋めなさい。

- 母音（　④　）音を発声し，測定は 3 回行い，その最大値を値として採用する。
- 用具として（　⑤　）を用いる。
- 平均値は，男性約（　⑥　）秒，女性約（　⑦　）秒である。
- （　⑧　）秒未満になると日常生活で声の持続に問題が生じる。

3 発声時平均呼気流率について空欄を埋めなさい。

- 発声中に使用される（　⑨　）を定量的に測定する。
- 測定装置としては，スパイロメータ，ニューモタコグラフ，（　⑩　）を用いる。
- マウスピースをくわえた状態で鼻栓を行い，最も自然な高さと大きさの声で，2 ～ 5 秒間母音（　⑪　）音を発声する。
- 測定は，発声区間の（　⑫　）について行う。
- 異常値は，（　⑬　）mL/秒以上である。

💡 **HINT**

▶最長発声持続時間と発声時平均呼気流率は，臨床の現場で手軽に測定できるという利点があり古くから汎用されている。

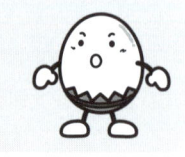

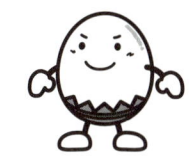

読み解くための **Keyword**

空気力学的検査

　声が産生されるためには，声帯振動を引き起こすために必要な呼気流，呼気流のもつ空気エネルギーを音響エネルギーに変換する喉頭調節，共鳴腔としての咽頭，口腔，鼻腔の調節がある。空気力学的検査では，最長発声持続時間，発声時平均呼気流率，声門下圧を測定する。また，呼吸機能検査も含む場合がある。

最長発声持続時間

　最大吸気後，一定の高さと強さで可能な限り長く持続発声を行わせ，持続時間を測定するものである。母音/a：/を発声し，測定は3回行い，その最大値を値として採用する。用具としてストップウォッチを用いる。平均値は，男性が約30秒，女性は約20秒である。10秒未満になると日常生活で声の持続に問題が生じる。

最長発声持続時間と年齢

　学童における発声持続時間は，学年を重ねるにつれ肺活量が増加するとともに長くなり，成人の値に近づいてくる。高齢者においては，呼吸器系の変化によって最長発声持続時間が小さくなると考えられている。最長発声持続時間が短縮する原因として，肺活量の減少，発声を持続させるための呼吸・喉頭調節運動の中枢神経レベルにおける異常，声門閉鎖不全があげられる。

発声時平均呼気流率

　発声中に使用される呼気量を定量的に測定する。測定装置としては，スパイロメータ，ニューモタコグラフ，定温型熱線流量計を用いる。マウスピースをくわえた状態で鼻栓を行い（図），最も自然な高さと大きさの声で，2～5秒間母音/a：/を発声する。測定は3回行い，中間値を採用する。測定は，発声区間の中央安定部について行う。異常値は，250 mL/秒以上である。

発声時平均呼気流率と年齢

　発声時平均呼気流率は，年齢とともに上昇する傾向を示す。高齢者では，年代間で特に一定の傾向は認めないが，男性では女性と比較して加齢とともに高値を示す傾向にある。発声時平均呼気流率が異常に高くなる事例の代表は，声門閉鎖不全であり，典型的な疾患として片側声帯麻痺があげられる。

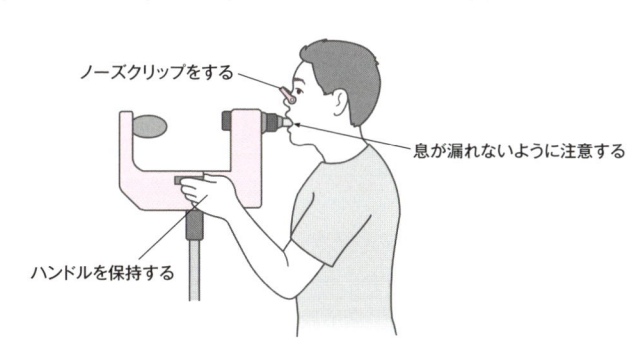

ノーズクリップをする

息が漏れないように注意する

ハンドルを保持する

● **定温熱線流量計の測定方法**

1 音声障害の評価 ── ②声門下圧ほか

1 声門下圧について空欄を埋めなさい。

- 声帯振動の駆動力を定量評価する方法として，（ ① ）法と（ ② ）法がある。
- 直接法は，圧センサーを（ ③ ）まで導き直接測定する方法であり，（ ④ ）が必要である。
- 間接法は，呼気流測定中にバルブを瞬間的に閉じ，このときの咽頭内圧とつながった（ ③ ）まで同圧力であると仮定して測定が行われる。
- 間接法として，（ ⑤ ）法があり，（ ⑥ ）秒程度安定した発声ができること，発声中シャッターが閉じても呼気が漏れないように被検者がマウスピースから口を離さないことが重要である。
- 通常発声における声門下圧の値は，（ ⑦ ）cmH$_2$O前後である。

2 声の高さの検査について空欄を埋めなさい。

- 声の高さで測定する項目は，（ ⑧ ），（ ⑨ ），（ ⑩ ）の変換点などである。
- 話声位の検査として，（ ⑪ ）を用いた方法がよく使用されてきたが，聴覚判定が容易でないことから現在では，ピッチメータなどを用いて直接求める方法や（ ⑫ ）を用いて求める方法が普及している。
- 話声位は，正常の男性では（ ⑬ ）Hz 〜（ ⑭ ）Hz，女性では，（ ⑮ ）Hz 〜（ ⑯ ）Hzである。
- 生理的声域の検査として被検者が出しうる声の高さの最低音から最高音までの周波数域を測定し，単位は，（ ⑰ ）で記述する。
- 声区には，（ ⑱ ）と（ ⑲ ）がある。それぞれ，「胸声（きょうせい）」と「ファルセット」と対応するものである。

3 声の強さの検査について空欄を埋めなさい。

- 楽な発声における強さと，発声可能な最小の強さから最大の強さまでの範囲，すなわち（ ⑳ ）を測定する。
- マイクロホンを用いて声の強さを測定する場合は，口唇から（ ㉑ ）cmのところにマイクロホンを置く。また，騒音計を用いる場合は，（ ㉒ ）特性を用いる。
- 声の強さは，正常者の日常会話で（ ㉓ ）dB 〜（ ㉔ ）dBの範囲である。

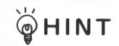 HINT

▶声域の検査では，地声と裏声を含む。フライ発声やホイッスルは声域には含めない。

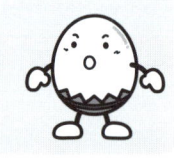

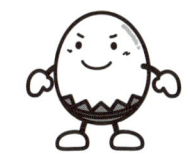

読み解くための Keyword

声門下圧

　発声の生理・病態を理解するにあたり重要である。発声時の腹圧・胸圧内圧の上昇に伴い，肺・気道内圧が上昇し喉頭に向かう気管内の気流が生じる。声門が閉じることで声門抵抗が高まり，抵抗に拮抗するように声門下の気圧が高まる。

　声門下圧を測定する方法として，直接法と間接法がある。

直接法：圧センサーを声門下まで導き直接圧力を測定する方法である。センサーを経鼻・経喉頭に声門下に挿入するため，侵襲が高い。

間接法（気流阻止法）：発声中にバルブを瞬間的に閉じ，咽頭内圧とつながった声門腔の閉鎖がしっかりなされていることが重要である。ある程度の時間安定した発声ができること，発声中シャッターが閉じても呼気が漏れないように被検者がマウスピースから口を離さないことが必要である。通常発声における声門下圧の値は，10 cmH₂O 前後である。

声の高さと強さの検査

　声の高さは1秒間における声帯の振動数によって決まり，単位は，Hz（ヘルツ）で表す。話声位は，男性で80～150 Hz，女性で180～250 Hzであるが，音声障害によって声の高さが異常となる。声の高さが異常となる代表疾患として，ポリープ様声帯や変声障害などがあげられる。声の強さは，単位dB（デシベル）で表す。日常の声の強さは60～70 dBであり，声帯を振動させる力となる声門下圧とともに口の開きなどの声道調整によって規定される。声の強さは騒音計で測定でき，音の高さによって強さに対する感度が異なるため，一般に騒音はA特性（聴覚的な音の大きさをよく表すために低音域の感度が低い）で測定する。声に対する強さの検査では，広い周波数でより平坦な感度特性のC特性を用いる。A特性では感覚量に近似し，C特性では物理量に近似する（図）。

生理的声域

　被検者が出しうる最も低い声から最も高い声の範囲をいう。ソプラノ，テノールなどの声域は，音楽的声域である。音楽的声域は生理的声域より狭く，生理的声域の範囲にある。

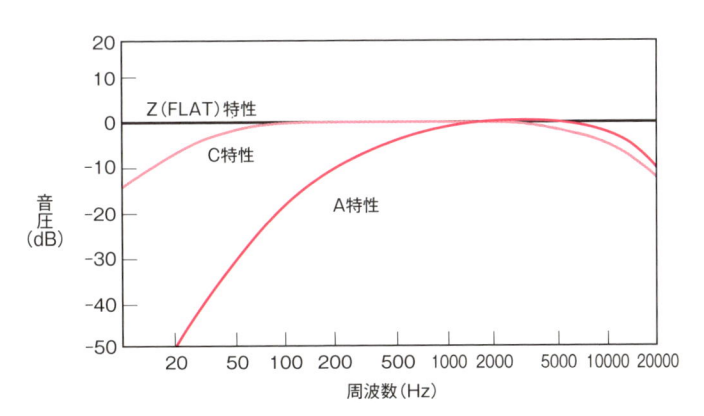

● 騒音計の周波数重み付け特性

1 音声障害の評価 ── ③声の録音ほか

■1 声の録音について空欄を埋めなさい。

- 音声信号は（ ① ）信号であるので，（ ① ）信号を（ ② ）信号に変換する必要がある。
- 逆に（ ② ）処理した音声信号を聴取するためには（ ② ）信号を（ ① ）信号に変換する必要がある。

💡 HINT

▶声の録音で使用するマイクロホンは，ダイナミック型とコンデンサ型がある。

■2 サウンドスペクトログラフについて空欄を埋めなさい。

- サウンドスペクトログラフとは，連続した音声波形に対して（ ③ ）を利用して，時間内に含まれる各周波数成分の強弱を示す（ ④ ）が時間的に変化する様子を2次元的にディスプレイに表示するものである。
- サウンドスペクトログラフの横軸は（ ⑤ ）を表し，縦軸は（ ⑥ ）を表す。白黒の濃淡は，（ ⑥ ）成分の強弱を表す。

■3 フーリエ分析について空欄を埋めなさい。

- 分析する時間区間のことを時間窓といい，区間長を（ ⑦ ）という。
- 長い窓長は（ ⑧ ）分析に，短い窓長は（ ⑨ ）分析に用いる。
- 窓長が長いほど，（ ⑩ ）分解能がよくなり，窓長が短いほど，（ ⑪ ）分解能がよくなる。
- 広帯域分析によって倍音構造がぼやけて，（ ⑫ ）の変化が観察しやすくなる。また，（ ⑬ ）や（ ⑭ ）などの時間軸にそった精密な観察や測定に利用される。
- 狭帯域分析は，（ ⑪ ）分解能は犠牲にされるため，（ ⑮ ）や倍音構造を観察しやすい。

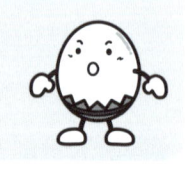

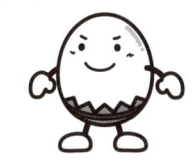

読み解くための Keyword

声の録音

　声の録音では，アナログ信号である音声信号をデジタル信号に変換する必要がある。アナログ信号からデジタル信号へ変換する際に，標本化と量子化が行われる。

標本化 (sampling)

　アナログ信号からデジタル信号へ変換する際，時間を離散化することをいう。

　標本化は通常一定時間間隔で行われ，その時間間隔を標本化周期（秒）という。その逆数は 1 秒間に標本化する回数であり，標本化周波数（Hz）とよばれる携帯電話の音声信号の標本化周波数は 8,000 Hz，音楽などをデジタル記録した CD（コンパクトディスク）では，44,100 Hz である。もとのアナログ波形を復元するためには，最低でも 1 周期あたり標本点が 2 点以上必要である。

量子化 (quantization)

　量子化とは，振幅を離散化することをいう。一般に最大値と最小値の間を離散化するための分割数は 2 進法で行われる。量子化誤差を小さくするためには分割数を大きくすればよいが，それだけコンピュータで扱うデータの量も増える。音声や音楽などのデジタル記録では 16 ビットが標準として使われている。

フーリエ分析

　時間的に連続する音声波形があるとき，そのなかのある時間区間内の波形に含まれる周波数ごとの強度をフーリエ分析によって求める。時間的に連続した音声波形から窓を通して波形を部分的に眺めてフーリエ分析をするということである。フーリエ分析では，長い窓長を使用する狭帯域分析と短い窓長を使用する広帯域分析がある（図）。

広帯域分析と狭帯域分析

　広帯域にして周波数分解能を悪くすることによって，有声音区間での倍音構造がぼやけてホルマント周波数の変化が観察しやすくなる。時間分解能がよいことを利用して，有声無声区間，無音区間，破裂時点，有声開始時間などの時間軸に沿った精密な観察や測定に利用される。

　狭帯域分析とは，時間分解能を犠牲にして周波数分解能を上げて分析することである。周波数分解能を上げることによって有声音区間における各倍音の時間的変化の様子を観察することができるが，ホルマントはわかりにくくなる。

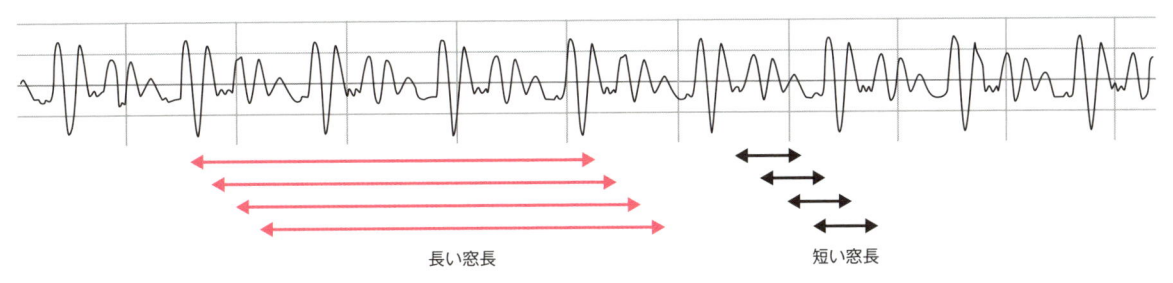

長い窓長　　　　短い窓長

● **フーリエ分析における窓長**

〔日本音声言語医学会（編）：新編 声の検査法. 医歯薬出版, 217, 2009〕

① 間接喉頭鏡について空欄を埋めなさい。

- 先端が鏡になっており，この鏡の部分を（　①　）に挿入し，額帯鏡あるいは光源の光を反射させて観察する。
- （　②　）反射が強い場合は，観察が不可能である。
- （　③　）を牽引する必要があり自然な発声時の観察ができない，観察できる時間に限界があるなどの欠点がある。

② 直達喉頭鏡について空欄を埋めなさい。

- 気管挿管による（　④　）麻酔下で行う。
- 基本的に姿勢は，（　⑤　）位で施行する。
- 頸椎異常や（　⑥　）制限などで直達喉頭鏡が挿入できない場合がある。
- 合併症として，（　⑦　）の損傷がある。

③ 喉頭ストロボスコピーについて空欄を埋めなさい。

- 電子内視鏡を（　⑧　）から咽頭へ挿入し，喉頭を観察する検査である。
- 喉頭ファイバースコープと異なる点は，（　⑨　）光源を用いる点である。
- （　⑨　）光源を用いることで，マイクロホンから算出した（　⑩　）から少しずつ周期をずらした時期に光源を発光させ，擬似的なスローモーション画像をつなぎあわせることで，（　⑪　）を評価できる。ただし，（　⑩　）が算出できない場合は，測定が困難である。

💡 HINT

▶ストロボ光を使用することで，声帯振動を擬似的に観察することができる。

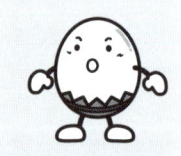

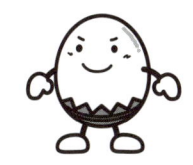

読み解くための Keyword

間接喉頭鏡（図）

　先の円形の部分がミラーになっており，この部分を中咽頭に挿入し，額帯鏡あるいは光源の光を反射させて観察する方法である。姿勢として，やや背をかがめ下顎を引き出した状態で舌を引き出す必要がある。舌を引くことで喉頭蓋が引きあがり，声帯をよく観察できるようになる。

　咽頭反射が強いときは，観察が困難である。

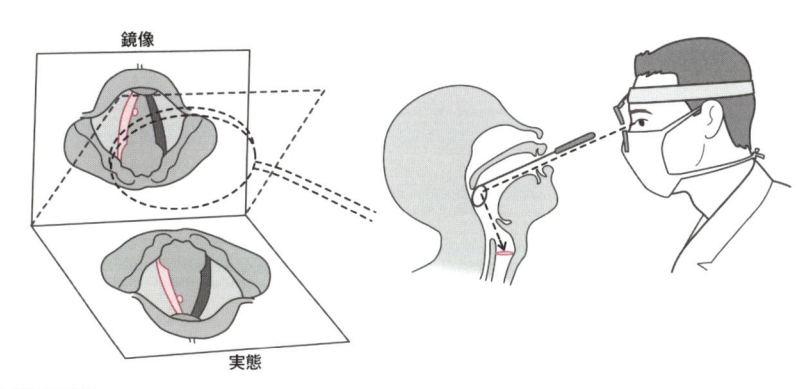

● **間接喉頭鏡**

〔切替一郎（原著），野村恭也（監），加我君孝（編）：新耳鼻咽喉科学．改訂 11 版，南山堂，525，2013 より改変〕

直達喉頭鏡（図）

　直接喉頭を視診できる検査法であり，観察の目的だけのために直達鏡を用いることは少なくなり，喉頭微細手術と併用する場合に，直達鏡を用いる意義は大きい。姿勢は原則として仰臥位で頸部伸展させて行う。

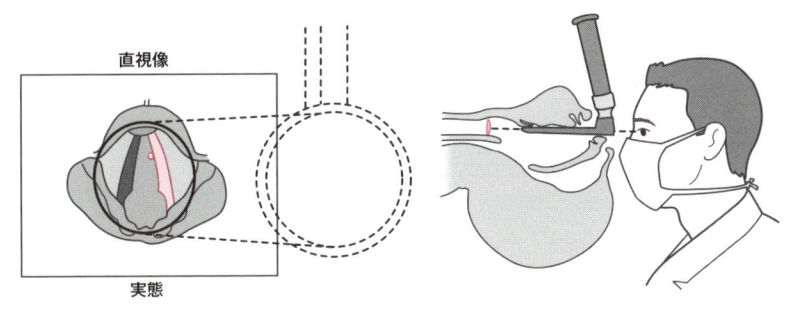

● **直達喉頭鏡**

〔切替一郎（原著），野村恭也（監），加我君孝（編）：新耳鼻咽喉科学．改訂 11 版，南山堂，525，2013 より改変〕

喉頭ストロボスコピー

　ヒトの発声時の声帯振動は，1 秒間に 100 ～ 1,000 回台の頻度で高速振動するために，通常の連続光源ではその振動像をみることができない。喉頭ストロボスコピーは，ストロボ光源を用いることによってスローモーション像として幻視する方法である。方法として，マイクロホンから基本周波数を抽出し，基本周波数よりもやや長い時間の発光間隔を設定して，ストロボ光を発光させて動画をみれば，声帯振動像をスローモーション像として幻視できるようになる。

① GRBAS 尺度について空欄を埋めなさい。

- 病的音声を耳で聴いて重症度をスコアにて判定する方法であり，（ ① ）的評価である。
- 患者に 2 秒間ほど（ ② ）音を持続発声させ，その音声を聴取して，総合的な嗄声度，（ ③ ）性，（ ④ ）性，（ ⑤ ）性，（ ⑥ ）性の 5 項目について 0 点〜 3 点の 4 段階で評価を行う。
  Grade of hoarseness：総合的な嗄声度
  Rough：（ ③ ）性
  Breathy：（ ④ ）性
  Asthenic：（ ⑤ ）性
  Strained：（ ⑥ ）性

② Voice handicap index（VHI）について空欄を埋めなさい。

- 音声障害の患者自身が自分の声をどのように感じているかを評価する（ ⑦ ）評価である。
- 30 項目の質問から成り立っており，（ ⑧ ）的側面（F：functional），（ ⑨ ）的側面（P：physical），（ ⑩ ）的側面（E：emotional）から成り立っている。
- 評価段階は，（ ⑪ ）段階であり，最大スコアは 120 点である。

③ モーラ法について空欄を埋めなさい。

- （ ⑫ ）の重症度の評価法である。
- 録音されたサンプルとして，（ ⑬ ）を用いて評価する。
- 症状として，声の（ ⑭ ）や（ ⑮ ）が出現した回数をカウントし，出現した回数が多いほど，重症となる。

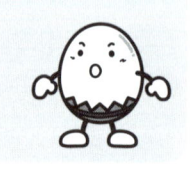

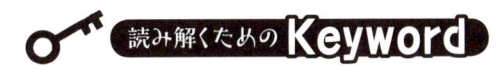 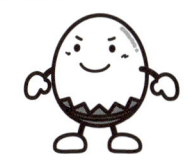

読み解くための Keyword

GRBAS 尺度

　病的音声を実際に聞いて，その重症度をスコアにて判定する方法である。患者に 5 母音（アイウエオ）を自然な高さ，大きさで持続発声させる。その音声を以下の項目で聴覚心理学的に 0，1，2，3 の 4 段階にて評価する。

　G：Grade of hoarseness：総合的な嗄声度
　R：Rough：粗糙性，がらがらした印象
　B：Breathy：気息性，息漏れがある印象
　A：Asthenic：無力性，弱々しい印象
　S：Strained：努力性，力が入った印象

Voice handicap index (VHI)

　1997 年に Jacobson らが提唱した。日本でも日本音声言語医学会の音声情報委員会にて日本語版を作成した。音声障害の患者自身が自分の音声障害をどう感じているか，音声障害によって生活上どのような制約を感じているかを評価するために開発された質問紙である。30 項目からなり，機能的側面，身体的側面，感情的側面のそれぞれ 10 項目の下位項目に分類されている。

モーラ法

　痙攣性発声障害の重症度の評価法であり，録音された朗読文において，痙攣性発声障害の症状（声の詰まりや声の途切れ）が現れたモーラを聴取・検出しその割合によって痙攣性発声障害の重症度を表す。

　モーラ法を用いることで患者間・患者内での重症度の比較が可能である。

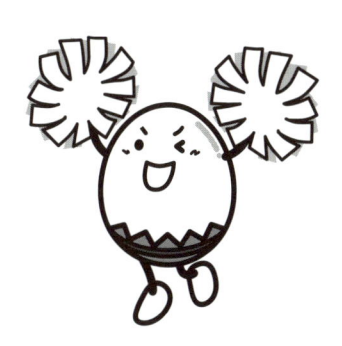

2 音声障害の治療 ── ①手術

1 喉頭微細手術について空欄を埋めなさい。

- 全身麻酔で患者が（　①　）位になった状態で行う。
- （　②　）喉頭鏡を口から挿入して病変のある喉頭を直視する。
- 対象として，（　③　）や（　④　）に対して行う。
- 過剰な切除では，組織欠損による（　⑤　）不全や声帯振動不良となり，術後の音声改善が不十分となってしまう。

2 喉頭枠組み手術について空欄を埋めなさい。

術式	目的	適応
甲状軟骨形成術Ⅰ型	声帯を（　⑥　）へ移動	（　⑦　） （　⑧　）
甲状軟骨形成術Ⅱ型	声帯を（　⑨　）へ移動	（　⑩　）
甲状軟骨形成術Ⅲ型	声帯を（　⑪　）させる	（　⑫　）の難治例
甲状軟骨形成術Ⅳ型	声帯を（　⑬　）させる	声が低すぎる症例
披裂軟骨内転術	披裂軟骨を（　⑭　）させる	（　⑮　）

3 声帯内注入術について空欄を埋めなさい。

- 注入物質としては，（　⑯　）や（　⑰　）などがある。
- （　⑱　）や（　⑲　）が適応疾患である。
- 手術の目的は，（　⑳　）不全の改善である。

⚙ HINT

▶喉頭枠組み手術とは，甲状軟骨，輪状軟骨，披裂軟骨には操作を加えるが，声帯に直接操作を加えず，音声改善を図る手技である。

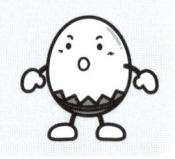

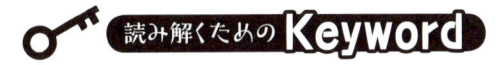
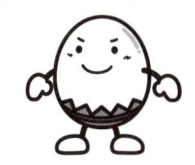

喉頭枠組み手術（図）

　音声障害に対して施行する手術である．代表的なものとしては，片側声帯麻痺に対して行われる甲状軟骨形成術Ⅰ型や披裂軟骨内転術などがある．

甲状軟骨形成術Ⅰ型

　甲状軟骨翼に窓枠を開け患側声帯を内方に移動させる術式で挿入材料としてシリコンやゴアテックス®などが用いられる．対象は，片側声帯麻痺や声帯萎縮に対して行われる．

甲状軟骨形成術Ⅱ型

　甲状軟骨正中を切離して広げることで声帯を外方へ移動する方法で，固定材料としてチタンブリッジ®などが用いられる．対象は，内転型痙攣性発声障害に行われる．

甲状軟骨形成術Ⅲ型

　甲状軟骨翼を切断してずらし声帯の緊張を緩める．対象は，変声障害の難治例に対して行われる．

甲状軟骨形成術Ⅳ型

　甲状軟骨と輪状軟骨を接近させて声帯の緊張を高めて声の高さを上げる術式である．対象は，声が低すぎる症例や声帯が弛緩した症例に対して行われる．

披裂軟骨内転術

　披裂軟骨筋突起に糸をかけて，糸を前方に引くことで披裂軟骨を内転させて声帯を内転させる術式である．片側声帯麻痺に対して行われる．

声帯内注入術

　声帯内にコラーゲンを注入する声帯内コラーゲン注入術や自家脂肪を注入する自家脂肪注入術などがある．

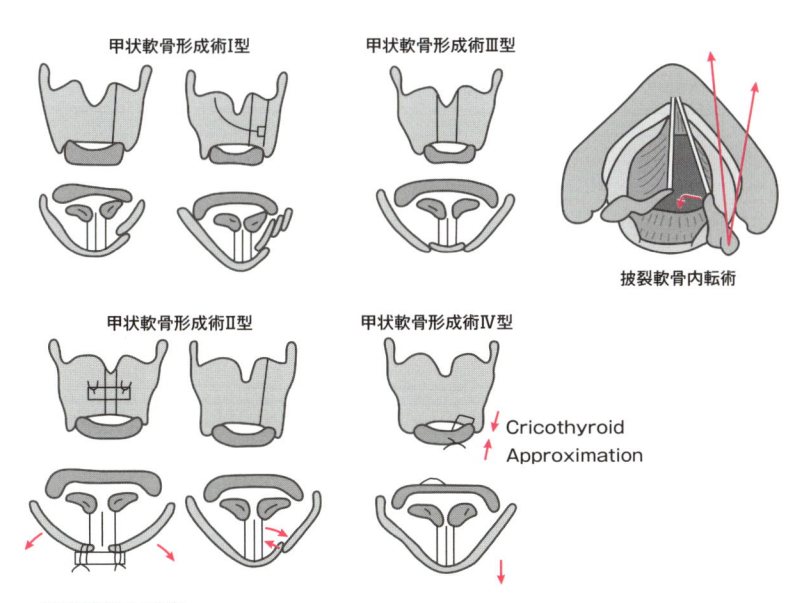

● 喉頭枠組み手術

〔一色信彦：喉頭機能外科—とくに経皮的アプローチ—．京都大学医学部耳鼻科同窓会，114，1977 より改変〕

2 音声障害の治療 ── ②間接訓練

1 音声訓練について空欄を埋めなさい。

- 音声訓練は，（　①　）訓練と（　②　）訓練に分けられる。
- （　①　）訓練には，アプローチの仕方によって（　③　）的訓練と（　④　）的訓練に分けられる。
- （　③　）的訓練は，音声の聴覚心理的異常に応じて発声を矯正する訓練の総称をいう。また，（　④　）的訓練とは症状や病態よりも発声の過程である（　⑤　），（　⑥　），（　⑦　）に焦点をあてて，総合的な調節能力を高める発声訓練でプログラム化されたものをいう。
- （　②　）訓練には，（　⑧　）指導がある。

2 間接訓練（環境調整）について空欄を埋めなさい。

- 喉頭微細手術後の声帯の創傷治癒を促すために沈黙を指示する（　⑨　）療法がある。
- 間接訓練単独よりも，（　⑩　）訓練を併用したほうが有効である。
- （　⑪　）量と好ましくない（　⑪　）方法の制限を指導する。
- 静寂下に比べて騒音下では，声の大きさが（　⑫　）なるため声帯を痛めることがある。
- 起声に先行して強い声門閉鎖が生じる発声を（　⑬　）とよび，声帯に負担がかかる。

3 間接訓練（生活指導）について空欄を埋めなさい。

- 飲酒によって声帯の（　⑭　）や粘膜乾燥が起こるため控えるように指導する。
- ほこりや煙によって咽頭粘膜に刺激となり，（　⑮　）を誘発するためマスクを装着するように指導する。
- 就寝前の飲食は，胃内容物の（　⑯　）の要因となり，胃酸による喉頭炎症をきたす。
- 逆流性食道炎には（　⑰　），咽頭痛，咳などの症状がある。
- 抗うつ薬，抗精神病薬，抗ヒスタミン薬などは副作用として（　⑱　）を抑えるため，口腔内が乾燥し咽頭の乾きの原因となる。

💡HINT

▶間接訓練とは，発声環境の整備や発声に関する日常生活行動の矯正をする声の衛生指導がある。

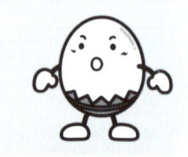

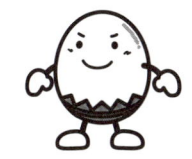

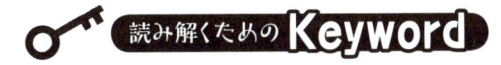 読み解くための **Keyword**

直接訓練

　　症状対処的訓練と包括的訓練に分けられる。症状対処的訓練とは，声質，声の高さ，声の強さなどの音声症状そのものを改善するという考え方に基づいた方法である。適応としては，聴覚心理的に異常の認められる音声障害ということになる。

　　包括的訓練とは，音声を作り出す過程（呼吸，発声，共鳴）の総合的な調節能力が低下したために現在の音声の異常が起こっているという考え方に基づいている。訓練の適応は，すべての音声障害患者とされている。

間接訓練

　　いわゆる声の衛生指導とよばれるものである。音声障害患者の発声に関する環境調整や生活指導を行う。また，喉頭微細手術後の声帯の創傷治癒を促すために沈黙を指示する沈黙療法もある。食生活の改善として，タバコやアルコール，カフェインを含む飲料を避けるなどの指導が必要である（表）。

起声（硬起声と軟起声）

　　硬起声とは，発声に先立ち声門閉鎖筋が強く緊張し，両側声帯が激しくぶつかりあう起声のことをよぶ。硬起声によって，両側声帯粘膜組織にダメージを与える。息こらえから発声をはじめると極端な硬起声発声が可能である。

　　軟起声とは，発声に先行して空気が声門を流れる起声を軟起声とよぶ。無声声門摩擦音/h/ を先行させて母音を発声すると極端な軟起声発声が可能である。

逆流性食道炎

　　胃液や食物が食道に逆流して，炎症を引き起こす。症状として，胸焼けや声のかすれ，慢性の咳などがある。生活習慣の改善指導として，食生活の改善，就寝時と姿勢の改善，肥満の改善を指導する。

● 声に悪影響を及ぼす要因

・長時間の会話
・大声を出す
・喉に力を入れて話す（重いものを持ったまま話す）
・習慣的な咳払い
・空気の汚れと乾燥（喫煙）
・寝不足や過労，精神的ストレス
・胃酸過多になる食事（逆流性食道炎）

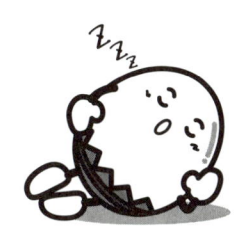

解答

3　⑭間接的　⑮改善　⑯沈黙　⑰硬起　⑱軟起声発声

2　⑨過緊張　⑩痙攣　⑪過緊張　⑫チェ－ン　⑬喉頭筋

1　①直接　②間接　③症状対処的　④包括的（順不同）　⑤衛生　⑥発声　⑦生活（⑤～⑦は順不同）　⑧声の衛生

2 音声障害の治療 —— ③直接訓練

1 症状対処的訓練について空欄を埋めなさい。

HINT
▶音声訓練として症状対処的訓練と包括的訓練がある。

- 声帯の緊張を高める訓練として，（ ① ）法がある。
- プッシング法は，もともと（ ② ）患者の訓練として行われており，後に音声訓練にも用いられるようなった。
- 声帯位置を矯正する方法として（ ③ ）がある。
- 声帯の緊張を緩める方法として，（ ④ ）法や（ ⑤ ）法，（ ⑥ ）法などがある。
- 喉頭の上下位置を矯正する方法として，（ ⑦ ）がある。
- 声道形態を変えることで声帯緊張を緩和する方法として，（ ⑧ ），（ ⑨ ），（ ⑩ ）などがある。

2 包括的訓練について空欄を埋めなさい。

- 包括的音声治療には，（ ⑪ ），（ ⑫ ），（ ⑬ ）法などがある。
- （ ⑪ ）は，発声時の内喉頭筋のバランスと筋力アップを目的としている。
- （ ⑫ ）は，響きのよい声を目標としており，共鳴特性が高いために鼻梁や口唇のあたりで振動感覚を感じることができる。
- （ ⑬ ）法は，太鼓などを用いて音声治療を行う方法で，太鼓によるアクセントのついたリズムが特徴的である。

3 発声機能拡張訓練について空欄を埋めなさい。

- 発声持続時間の延長，（ ⑭ ），（ ⑮ ），特定の高さでの発声持続練習といった4つのプログラムから成り立っている。
- 発声持続時間の延長では，母音（ ⑯ ）を用いて鼻梁での振動を感じながら発声させる。
- （ ⑭ ）では，喉頭筋のストレッチを目的としている。
- （ ⑮ ）にて喉頭筋の収縮を促す。

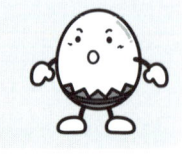

読み解くための **Keyword**

症状対処的訓練（表）

　緊張を高める訓練としてプッシング法がある。プッシング法は，もともと軟口蓋麻痺の患者に行われており，後に音声訓練として用いられた。現法では，両腕の握りこぶしを胸前に構え，肘を支点にしてすばやく握りこぶしを振り下ろしながら/i：/や/e：/と発声させる。しかし，プッシング法の過度の練習により，いわゆる喉詰め発声が逆に習慣化する可能性があることが指摘されている。

　また，声帯の位置を矯正する方法として指圧法がある。指圧法は，甲状軟骨外側板を圧迫することで発声時の声帯位置を正中へ寄せる方法である。

　緊張のゆるめる方法としてあくび・ため息法，咀嚼法，内緒話法などがある。あくび・ため息法はあくびの際の咽頭収縮筋が弛緩し，舌骨下筋群の収縮により喉頭全体が下降し気道が拡張する。咀嚼法は，咀嚼運動の際に喉頭や声道の緊張を軽減することができることに着目した方法である。内緒話法は，発声時の両側声帯は正中でのごく小さな声門間隙で当たるか当たらないほどの両側声帯の接触であり，部分的に有声である。

● **症状対処的訓練**

● 喉頭の緊張をゆるめる方法
　あくび・ため息法
　咀嚼法
　内緒話法
　開口法
　気息性起声
　ハミング，トリル
　チューブ発声
　喉頭マッサージ

● 声帯の緊張を高める訓練
　プッシング法

● 声の高さを変える方法
　指圧法（弛緩法，Kayser-Gutzmann法）

包括的訓練

　発声過程の生理的な側面に着目しながら，筋緊張のアンバランスに対して間接的に働きかける。つまり，発声過程（呼吸，発声，共鳴）を発声に適したニュートラルな状態に総合的に再要請する訓練ともいえる。発声機能拡張訓練，Lessac-Madsen共鳴強調訓練，アクセント法などがある。

発声機能拡張訓練（vocal function exercise：VFE）

発声持続時間の延長：鼻梁での振動を感じながら母音/i：/で持続発声を行う。

音階上昇練習：口型を逆メガホンとし，/no：/を発声し，低い音階からゆっくり音階を上昇させる。

音階下降練習：上昇練習と同様に高い音階からゆっくり音階を下降させる。

特定の高さでの発声持続練習：特定の音階/o：/と発声し，できるだけ長く持続発声を行う。

1 笛式人工喉頭について空欄を埋めなさい。

- 気管口から導出した呼気でゴム製の（ ① ）を吹鳴し，チューブを介して，口唇から口腔内に導入する。
- 呼気圧の調節によってある程度の（ ② ）の調節が可能である。
- 口唇に（ ③ ）をくわえて発話するため，音韻によっては構音操作が歪むことがある。
- 熟練者では，（ ④ ）が可能である。

2 電気式人工喉頭について空欄を埋めなさい。

- 駆動力として，（ ⑤ ）を利用する。
- （ ⑥ ）や（ ⑦ ）がある。
- （ ⑥ ）では，経皮的に咽頭粘膜に振動を伝達する。
- （ ⑦ ）は，経口的に口腔内に振動を導入する。

3 食道発声について空欄を埋めなさい。

- 口腔あるいは鼻腔から上部食道に摂取した空気を用いて（ ⑧ ）を振動させる。
- 空気の取り込み方法として，（ ⑨ ），（ ⑩ ），（ ⑪ ）などがある。
- （ ⑫ ）は空気摂取方法として好ましくない。
- （ ⑬ ）や（ ⑭ ）などの癖をつけないように注意する。

4 気管食道瘻（シャント）発声について空欄を埋めなさい。

- 気管と食道の間に（ ⑮ ）をつくって，呼気を食道に導く方法である。
- 音源は，（ ⑯ ）である。
- （ ⑰ ）を用いて発声できるため発声持続時間が長い。
- 食道発声に比べて，（ ⑱ ）が容易である。
- （ ⑲ ）によっては，指で気管孔を塞がなくてもよい場合がある。

HINT

▶無喉頭音声とは喉頭原音以外の音を音源とする発話のことであり，通常喉頭摘出後に獲得された音声を指す。

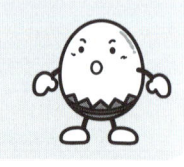

読み解くための Keyword

笛式人工喉頭

　手を用いて，チューブの口腔端を口唇から口腔内へ挿入し，呼気を行うことによって振動膜が吹鳴され，音源となる。呼気圧の調節によって声の高さの調節が可能であり，熟練者では韻律調節を行うことができる。気管孔の形態によっては，呼気導出端を密着させることが困難で，呼気漏れにより安定した吹鳴が行えない場合がある。

電気式人工喉頭 (右上図)

　振動の駆動力を電気エネルギーに求めるものである。タイプとして咽頭粘膜に伝達する皮膚伝導型と音源を経口的にチューブで口腔内に導入する口腔チューブ型がある。皮膚伝導型は，振動子を前頸部に当てて，スイッチを入れることによって振動が前頸部から咽頭へ伝わり，下咽頭腔で粘膜が振動することによって原音が生成される。振動が効率よく伝達するために圧低部位には平坦で放射線照射や手術操作などによる軟部組織の硬化を起こしていない皮膚部位を用いる必要があり，術後の状態によって使用できない場合がある。

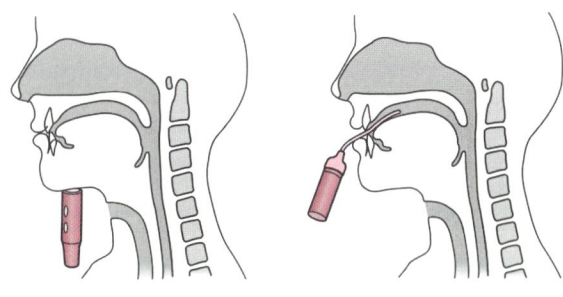

● 電気式人工喉頭
〔大森孝一：言語聴覚士のための音声障害学．医歯薬出版，146-149，2015 より改変〕

食道発声 (中央図)

　口腔あるいは鼻腔から上部食道に摂取した空気を吐出する際に生じる気流によって，新声門を振動させる。発声法の習得における最大の難関は，空気摂取と吐出による気流生成の技術の獲得である。食道音声における空気摂取方法には，吸引法，注入法，子音注入法がある。

　食道発声において一度に摂取できる空気量は多くて 150 ～ 200 mL であり，正常喉頭音声で用いる量と比べて著しく少ない。

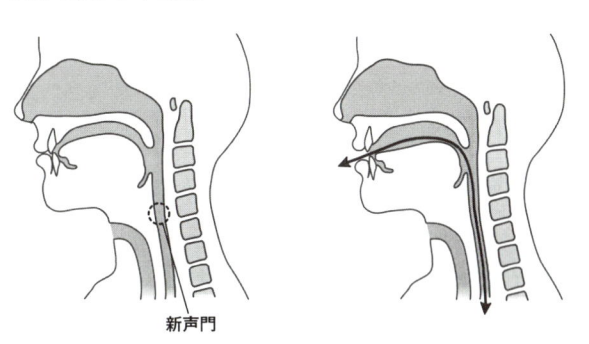

● 食道発声
〔大森孝一：言語聴覚士のための音声障害学．医歯薬出版，146-149，2015 より改変〕

気管食道瘻 (シャント) 発声 (右下図)

　音源は新声門であり，新声門を振動させる気流は，シャントを介して食道に導かれた肺からの呼気によって得られる。発声者は，通常手指を用いて気管切開孔を閉鎖することで呼気をシャントへ送ることができる。

　気管食道瘻発声では，正常喉頭音声と同様にほぼ肺活量に相当する量の空気を持続発声に用いることができる。

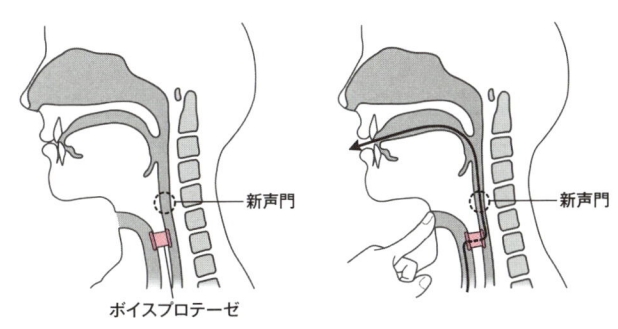

● 気管食道瘻 (シャント) 発声
〔大森孝一：言語聴覚士のための音声障害学．医歯薬出版，146-149，2015 より改変〕

2 音声障害の治療 ── ⑤無喉頭発声のリハビリテーション

■1 喉頭摘出者について空欄を埋めなさい。

- 喉頭を失うと，（ ① ）の損失によりコミュニケーション障害をきたし，生活の質が著しく低下する。
- 喉頭を摘出することにより身体障害者手帳（ ② ）級が申請できる。
- 日常生活用具である（ ③ ），（ ④ ），（ ⑤ ）の申請ができる。

■2 電気式人工喉頭のリハビリテーションについて空欄を埋めなさい。

- 振動板を（ ⑥ ）の皮膚に隙間なく押し当てて使用する。
- （ ⑦ ）区間をつくるため，文節や句の句切りなどで原音スイッチから指を離すのがよい。
- 声門摩擦音である（ ⑧ ）の生成が困難である。
- （ ⑨ ）と（ ⑩ ）の出し分けは不可能である。

■3 食道発声のリハビリテーションについて空欄を埋めなさい。

- 食道発声の注入・吐気量は有喉頭音の発声での肺活量の約（ ⑪ ）といわれている。
- 注入練習では，舌運動による（ ⑫ ）法と吸息運動を利用した（ ⑬ ）法に分けられる。
- 吐気練習では，注入・吸引後にすばやく（ ⑭ ）の収縮をやめ，腹圧により食道の下方から勢いよく絞り上げる。

■4 気管食道瘻（シャント）発声のリハビリテーションについて空欄を埋めなさい。

- （ ⑮ ）を指で閉鎖した状態で，ゆっくり力まずに（ ⑯ ）を行う。また，（ ⑯ ）が漏れにくいふさぎ方の工夫が必要である。
- シャント用具は，年に数回（ ⑰ ）する必要がある。

HINT

▶喉頭摘出後の注意点として，下気道の保護，鼻呼吸機能喪失への対応などがあげられる。

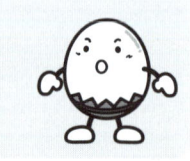

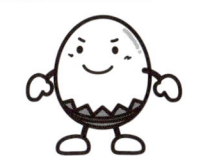

読み解くための Keyword

電気式人工喉頭を用いた発声法

　電気式人工喉頭では，振動板（バイブレータ）を頸部の皮膚に隙間なく当てることがまず重要である。隙間があると雑音が漏れ，ことばが聞き取りにくくなる。隙間なく当てるポイントとしては，振動板を押し当てる場所を鏡で視覚的にフィードバックすることである。また，頸部郭清術や皮膚移植後の頸部における形状の変化により，振動板を上手く当てることができない場合もあるので，その場合は，頬部に当てるのもよい。

　振動板を当てる場所が確認できたら，原音操作訓練を行う。原音スイッチを押し続けたままだと休止や区切りのない発声となる。よって，無音区間をつくるためにスイッチの ON/OFF が必要となってくる。

　また構音操作として，声門摩擦音の /h/ が苦手である。さらに電気式人工喉頭での母音と子音の出し分けはむずかしい。

食道を用いた発声法

　食道発声の習得には時間を要するといわれている。これは，発声に必要な空気量をすばやく取り込む技術（注入・吸引）と取り込んだ空気を吐き出す技術，さらに長短，強弱など吐く空気の量をコントロールしなければならないためである。注気では，舌の筋肉を使用して上手く空気を咽頭へ送り込む必要があり，吸引では呼吸筋を上手くコントロールし，食道内圧を低下させる必要がある。

　送りこまれた空気を使用して，新声門に通して音を生成する。新声門は，喉頭全摘出術によって喉頭付着部で切断された下咽頭収縮筋（甲状咽頭筋，輪状咽頭筋）の残存部であると考えられている。

　食道発声における有声および無声音の出し分けは，新声門の一過性開大による音声振動の一時停止によって行われる。新声門の開大にはオトガイ舌骨筋，新声門の閉鎖には下咽頭収縮筋が関与している。

気管食道瘻（シャント）を用いた発声法

　気管と食道の間に瘻孔を形成するため，指で気管孔を押さえることで肺からの呼気を新声門に送り発声を行うことができる。肺からの呼気を使用できるため，食道発声よりも発声持続時間が長く，一息で発声できる語数や音節数も多くなる。

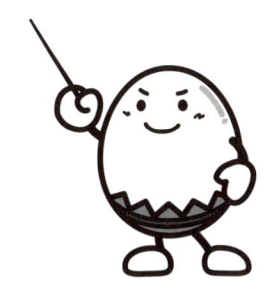

解答
1 ①語音聴取域，②3，③Y工聴頭，④ライライザー，⑤総数音区間（③～⑤は順不同）
2 ⑥頸部郭清，⑦無長，⑧/h/，⑨母音，⑩子音（回上頭不同）
3 ⑪1/10，⑫注入，⑬吸引，⑭輪状咽頭
4 ⑮気管孔，⑯肺呼気，⑰瘻孔

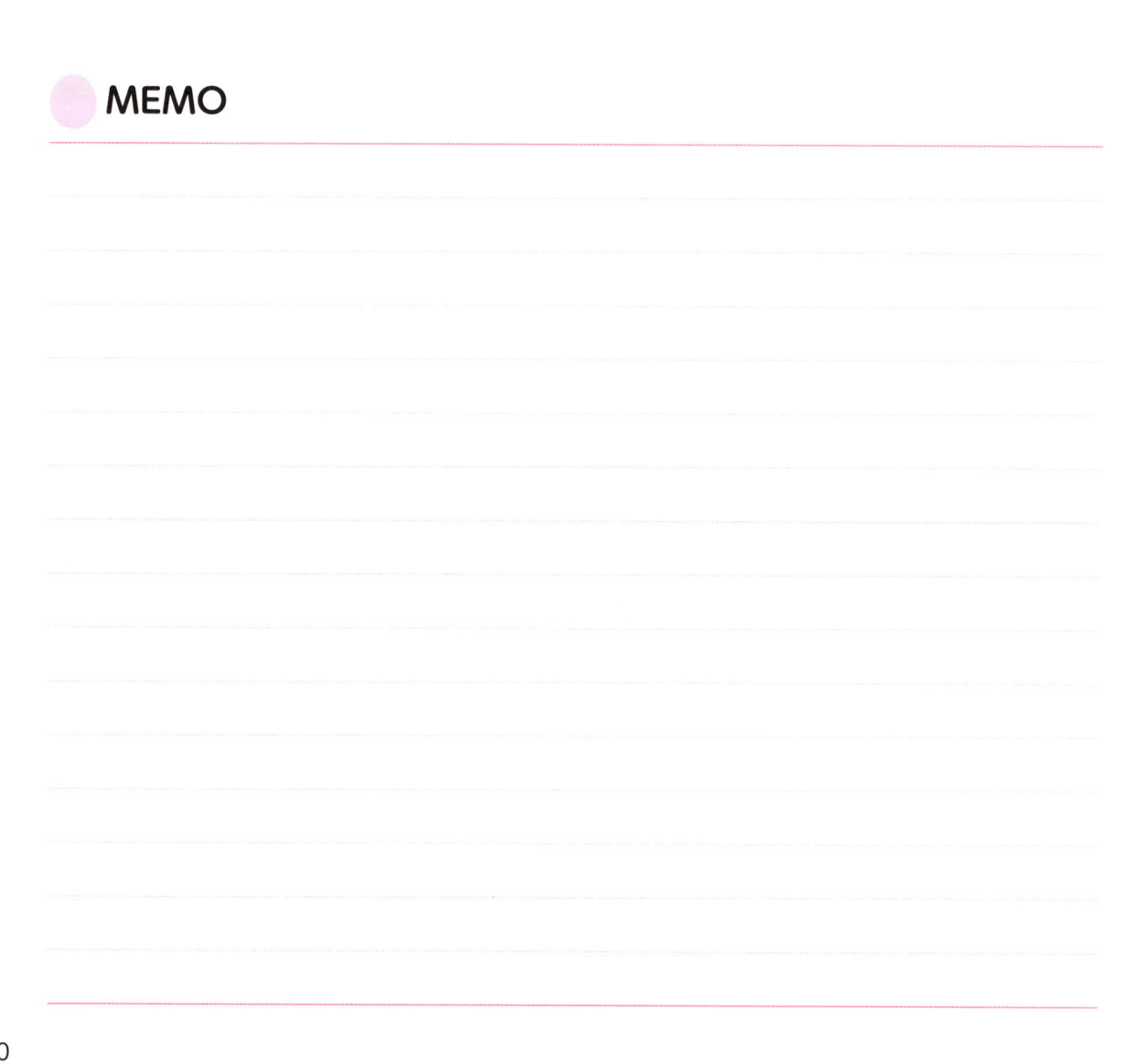

MEMO

第 4 章

音声障害の環境調整

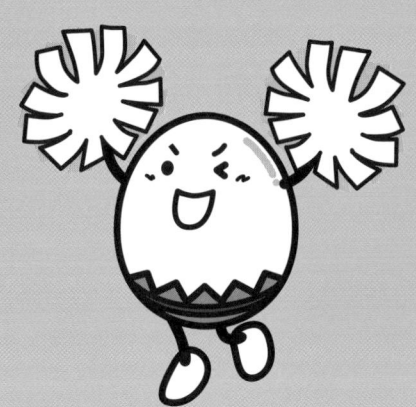

この章では，「1　周囲へのアプローチと社会復帰」で音声障害と ICF に関する考え方や気管切開について学んでいきます。「2　友の会等」では日本喉摘者団体連合会の歴史と活動内容について学んでいきます。

1 音声障害の社会復帰について空欄を埋めなさい。

- 音声障害では，治療により治癒または改善し，（ ① ）が可能な場合が多い。
- 障害が残存する場合，ICF では，（ ① ），（ ② ）について検討するのがよい。
- ICF では，個人の生活機能は，（ ③ ）と背景因子である（ ④ ）因子と（ ⑤ ）因子との相互作用あるいは複合的な関係である。
- 音声障害における社会復帰は，（ ③ ）である疾患，（ ⑥ ）である音声障害の重症度，（ ⑦ ）であるコミュニケーション障害の重症度，（ ④ ）因子である性別，年齢，職業，（ ⑤ ）因子である耳鼻科や言語聴覚士へのアクセス環境によって変化する。

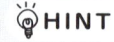

HINT
▶アクセス環境によって音声治療をドロップアウトする例が少なくない。

2 音声障害のタイプと社会復帰について空欄を埋めなさい。

- 声帯結節や声帯ポリープなどの（ ⑧ ）音声障害では，外科的治療や音声治療によって音声の回復がみられるため，病前の生活状態に復帰することができる。ただし，音声酷使や喫煙などの（ ⑨ ）が原因である場合，再発する例が多い。
- 片側声帯麻痺では，麻痺声帯の（ ⑩ ）によって重症度が異なる。（ ⑪ ）位に固定する場合は，日常生活に支障を生じない場合が多い。（ ⑫ ）位から（ ⑬ ）位で固定した場合，気息性嗄声を生じ，長く話せないことや大きな声で話せないなど，日常生活に支障をきたす場合が多い。
- 喉頭がんでは，（ ⑭ ）した場合と喉頭温存された場合で社会復帰の状況は異なる。
- （ ⑭ ）した場合は，（ ⑮ ）機能を喪失するため，食道発声や気管食道瘻（シャント）発声，電気人工喉頭を使用することでコミュニケーションを取ることができる。しかし，社会復帰においては，環境因子が大きく影響する。
- 温存した場合，（ ⑯ ）を呈することが多いが，日常生活に支障ない場合が多い。

3 環境調整について空欄を埋めなさい。

- 元の生活に戻ることができるという予測，希望が社会復帰にむけて強い（ ⑰ ）となる。
- 社会復帰・社会参加への（ ⑰ ）で重要なことは，治療終了後の社会参加への（ ⑱ ）と説明である。

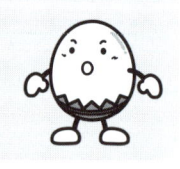

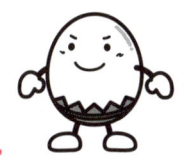

読み解くための Keyword

ICIDH (international classification of impairments, disabilities and handicaps：国際障害分類, 左図)

　1980年にWHOが制定したもので，疾病の諸帰結が機能障害，能力障害，社会的不利という3つの次元で定義された。

　機能障害は，障害の一次レベル（生物レベル）で，身体の臓器機能あるいは外観の異常を示す臓器レベルの障害，能力障害とは，障害の二次レベル（個人レベル）で個人の生活における能力や活動が低下した能力レベルの障害，社会的不利は，障害の三次レベル（社会レベル）で機能障害や能力低下の帰結として個人が社会生活を営むうえで起こる社会的あるいは職業上の不利益である。

ICF (international classification of functioning, disability and health：国際生活機能分類, 右図)

　ICIDHは，3つのレベルからなる障害の階層構造を示した点で画期的なものであり，リハビリ領域で広く浸透したが，いくつか問題点が指摘されるようになった。ICIDHでは環境の位置づけが明確ではなく知的障害や精神障害分野などの分類項目がよく整理されていないなどの批判があった。また，障害というマイナス面のみを評価し，本来プラス面を備えた健常な機能・能力が重視されず，偏った障害者観が生まれるというものがあった。2001年ICIDHの改訂版としてICFが採択された。

　ICFは，障害を3つのレベルで捉えている点ではICIDHと変わっていないが，マイナス面よりプラス面を重視する方針から，機能障害は心身機能と身体構造，能力障害は活動，社会的不利は参加という言葉に置き換えられた。もう一つの特徴は，第2部の背景因子を重要視した点で，環境因子と個人因子の2つがある。

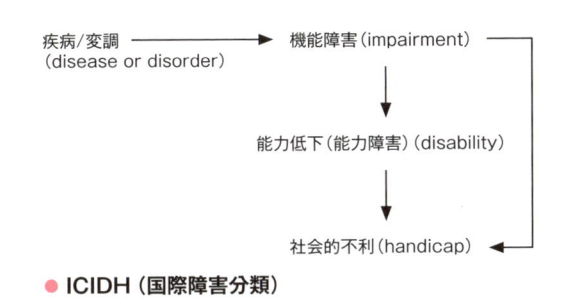

● ICIDH（国際障害分類）

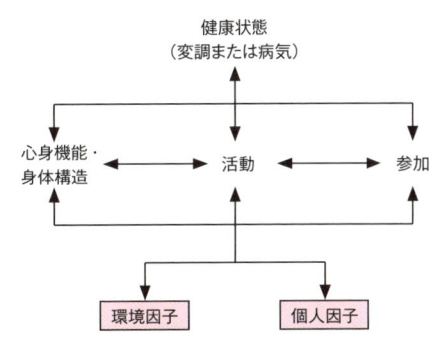

● ICF（国際生活機能分類）

■1 気管切開について空欄を埋めなさい。

- 気管切開の目的は，（ ① ）を確保することで，鼻咽腔，喉頭の状態にかかわらず確実な換気が得られるようにすることである。
- 適応は，おもに（ ② ）に対して行われるが，近年ではさまざまな理由で行われる。
- （ ② ）の原因として，喉頭疾患では両側の声帯の動きが悪くなる（ ③ ）や喉頭が炎症のために腫れて吸気性呼吸困難や嗄声を生じる（ ④ ）などがある。

■2 カニューレについて空欄を埋めなさい。

- 気管カニューレには，カニューレの外側についている（ ⑤ ）付カニューレと（ ⑤ ）なしカニューレがある。
- （ ⑤ ）の目的は，（ ⑥ ）の防止や（ ⑦ ）器使用時の換気中空気の漏れを防ぐことである。
- 呼気を声門に送ることができるように（ ⑧ ）を開け，一方弁を装着できるタイプのカニューレがある。
- カニューレ挿入時の注意点として，出血やカニューレの（ ⑨ ），カニューレの先端部が気管にあたってしまうことで（ ⑩ ）を形成してしまうことがある。

💡HINT

▶気管切開の適応は広がりつつあり，最も大切なことは呼吸困難の原因と部位とを確認することである。

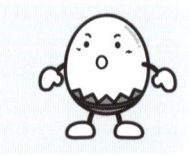

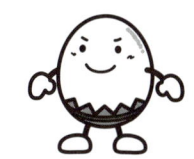

読み解くための **Keyword**

気管切開

　気管切開は，頸部気管を切開し，気管カニューレを気管内に挿入することにより気道を確保する方法で確実な換気が得られる。基本的に緊急時に気道確保が必要な患者は適応とならず，気管挿管を行うのが原則である。

　適応としておもに上気道狭窄に施行されてきたが，近年では長期の呼吸管理の目的などさまざまな理由で行われている。上気道狭窄の原因疾患としては，咽頭疾患では咽頭浮腫，咽頭腫瘍など，喉頭疾患では両側声帯麻痺，声門下狭窄，急性喉頭蓋炎，喉頭軟化症など，気管および気管支疾患では気管外傷や気管食道瘻などがあげられる。

気管切開患者への対応

　気管切開下であると基本的に発声ができず，ことばでのコミュニケーションが困難となる。このようなコミュニケーションの問題に言語聴覚士は積極的に関与する必要がある。気管切開という呼吸管理下の状態では，生命に直結する医療的ニーズが優先されるが，最低限の意思表出手段の確保は必要である。意思表出にこだわる必要はなく，拡大・代替コミュニケーション（AAC）手段も積極的に活用する。電気人工喉頭は，音声のコミュニケーション手段の最初に検討されるべきもので，顎下部に振動体を当てにくい場合は，口腔チューブ型の電気人工喉頭を使用する。

気管カニューレ

　気管内に挿入される部分のほかに，頸部に固定する紐をやめるフランジとカフ，パイロットバルーンからなる。カフとはカニューレの外側についている風船のようなもので，膨らますと気管内壁に密着し，人工換気中空気が漏れなくなり人工呼吸が可能となる。また，分泌物などが肺内に落ち込むことを予防する。カフのないカニューレもある。さらに，側孔がついているカニューレのタイプもあり，側孔を開け一方弁などを装着することにより吸気はカニューレを通し肺に流入させ，声門に送ることができ，発声が可能となる。

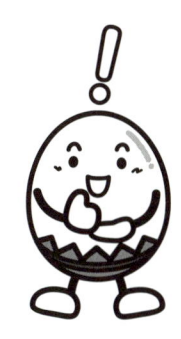

1 日喉連について空欄を埋めなさい。

- 日喉連とは，（ ① ）の略称である。
- 日喉連は，西暦（ ② ）年に設立された。
- 日喉連では，喉頭がん，食道がん，甲状腺がんなどで声を失った者の組織する団体で，全国に（ ③ ）団体（ ④ ）教室がある。
- 教室では，コミュニケーションに必要な新しい声の訓練を通して，（ ⑤ ）および会員相互の交流をはかっている。
- 各教室において，無喉頭音声である（ ⑥ ），（ ⑦ ），（ ⑧ ）などの代用発声法を指導している。
- 2013 年に日喉連認定（ ⑨ ）資格制度の導入を行った。

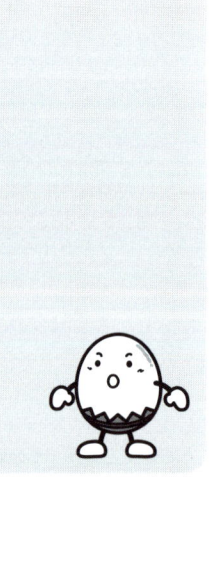

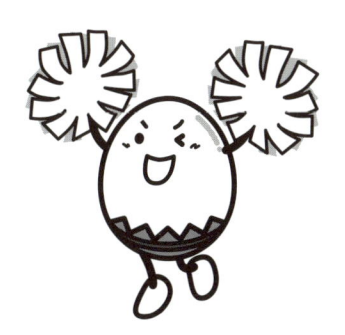

読み解くための Keyword

日本喉摘者団体連合会（日喉連）の歴史

1970 年 3 月 30 日：日喉連が設立された。

1986 年：全国ブロック会（北日本，東日本，中部日本，近畿，中国，四国，九州ブロック）が発足した。

1988 年：ブロック研修会が開始。

2000 年：特定非営利活動法人の資格認証。

2013 年：日喉連認定発声訓練士資格制度の導入。

2015 年：日喉連発声訓練士養成教材と養成カリキュラムの導入。

日本喉摘者団体連合会（日喉連）の活動

　喉頭がん，食道がん，甲状腺がんなどによって声帯を含む喉頭をすべて摘出し，コミュニケーション手段である発声機能を失った方々に対して，食道発声，電気式人工喉頭発声，気管食道瘻（シャント）発声などの代用発声の獲得をサポートしている。最近では，発声指導員の資格制度を確立し，全国で 600 人以上の発声訓練士を誕生させている。

文　献

●引用文献●

第1章　音声障害の歴史

1　音声障害の歴史

1) 切替一郎（原著），野村恭也（監），加我君孝（編）：新耳鼻咽喉科学．改訂11版，南山堂，501 - 502，649 - 650，2013
2) 城本　修：言語聴覚士の立場から―音声治療の効果に関するエビデンス―．音声言語医 50：136 - 143，2009
3) Stemple JC, et al.：Clinical voice pathology：Theory and management. 4 th ed, Plural Publishing, Inc., San Diego, 2010
4) Boone D：The voice and voice therapy. Prentice-Hall, NJ, 1971
5) Boone D, et al.：The voice and voice therapy. 7 th ed, Pearson Education Inc., Boston, 2005
6) 一色信彦：喉頭機能外科―とくに経皮的アプローチ―．京都大学医学部耳鼻科同窓会，1977

第2章　音声障害の基礎

1　音声障害の定義

1) 大森孝一：言語聴覚士のための音声障害学．医歯薬出版，24 - 26，2015
2) 日本音声言語医学会（編）：新編 声の検査法．医歯薬出版，3 - 4，29 - 30，2009

2　音声障害にかかわる解剖と生理―①喉頭周囲の軟骨・関節など

1) 苅安　誠，他（編著），榊原健一，他（著）：言語聴覚療法シリーズ14　改訂音声障害．建帛社，30 - 32，2012
2) 切替一郎（原著），野村恭也（監），加我君孝（編）：新耳鼻咽喉科学．改訂11版，南山堂，504 - 506，2013

2　音声障害にかかわる解剖と生理―②喉頭筋・支配神経

1) 苅安　誠，他（編著）：言語聴覚療法シリーズ14　改訂音声障害．建帛社，38，2012
2) 久　育男：喉頭．喜多村　健，他（編），NEW　耳鼻咽喉科・頭頸部外科学．改訂第2版，南江堂，201 - 209，2007
3) 切替一郎（原著），野村恭也（監），加我君孝（編）：新耳鼻咽喉科学．改訂11版，南山堂，506，2013

2　音声障害にかかわる解剖と生理―③声帯の構造・発声の生理

1) 苅安　誠，他（編著），榊原健一，他（著）：言語聴覚療法シリーズ14　改訂音声障害．建帛社，40 - 41，2012
2) 平野　実：音声外科の基礎と臨床．耳鼻と臨床 21（補1）：239 - 442，1975

2　音声障害にかかわる解剖と生理―④排気量区分・呼吸筋

1) 澤島政行：発声発語系の構造・機能・病態．廣瀬　肇（編），CLIENT 21　No. 11　言語聴覚リハビリテーション．中山書店，3 - 20，2000

2　音声障害にかかわる解剖と生理―⑤声帯振動など

1) レイ・D・ケント，他（著），荒井隆行，他（監訳）：音声の音響分析．海文堂出版，22，1996
2) 吉田友敬：言語聴覚士の音響学入門．海文堂出版，8，2005

2　音声障害にかかわる解剖と生理―⑥音響学的特徴

1) 吉田友敬：言語聴覚士の音響学入門．海文堂出版，145 - 146，2005

3　音声障害の症状─②音声障害の分類

1)　日本音声言語医学会, 他 (編):音声障害診療ガイドライン　2018 年版. 金原出版, 8 - 9, 2018

3　音声障害の症状─③音声障害の分類

1)　切替一郎 (原著), 野村恭也 (監), 加我君孝 (編):新耳鼻咽喉科学. 改訂 11 版, 南山堂, 556 - 557, 2013

第 3 章　音声障害の臨床

1　音声障害の評価─①空気力学的検査

1)　日本音声言語医学会 (編):新編 声の検査法. 医歯薬出版, 128 - 129, 136 - 137, 142 - 147, 2009
2)　ミナト医科学:発声機能検査装置ホーネーションアナライザ PA- 1000 取扱説明書. 26, 2006

1　音声障害の評価─②声門下圧ほか

1)　Aronson AE:Clinical Voice Disorders. Springer-Verlag, New York, 1980
2)　苅安　誠, 他 (編著), 榊原健一, 他 (著):言語聴覚療法シリーズ 14　改訂音声障害. 建帛社, 2 - 4, 2012
3)　日本音声言語医学会 (編):新編 声の検査法. 医歯薬出版, 3 - 4, 29 - 30, 137, 190, 2009

1　音声障害の評価─③声の録音ほか

1)　日本音声言語医学会 (編):新編 声の検査法. 医歯薬出版, 214 - 219, 2009

1　音声障害の評価─④間接喉頭鏡ほか

1)　切替一郎 (原著), 野村恭也 (監), 加我君孝 (編):新耳鼻咽喉科学. 改訂 11 版, 南山堂, 522 - 528, 2013

2　音声障害の治療─①手術

1)　一色信彦:喉頭機能外科─とくに経皮的アプローチ─. 京都大学医学部耳鼻科同窓会, 114, 1977

第 4 章　音声障害の環境調整

1　周囲へのアプローチと社会復帰─②気管切開

1)　特定非営利活動法人日本喉摘者団体連合会 (日喉連) ホームページ, https://www.nikkouren.org/

●参考文献●

・　日本音声言語医学会 (編):新編 声の検査法. 医歯薬出版, 2009
・　今泉　敏:言語聴覚士のための音響学. 医歯薬出版, 2007
・　苅安　誠, 他 (編著), 榊原健一, 他 (著):言語聴覚療法シリーズ 14　改訂音声障害. 建帛社, 2012
・　大森孝一:言語聴覚士のための音声障害学. 医歯薬出版, 2015
・　切替一郎 (原著), 野村恭也 (監), 加我君孝 (編):新耳鼻咽喉科学. 改訂 11 版, 南山堂, 2013
・　Jacobson BH, et al.:The Voice Handicap Index (VHI):Development and validation. Am J Speech Lang Pathol 6:66 - 70, 1997
・　田口亜紀, 他:Voice Handicap Index 日本語版による音声障害の自覚的評価. 音声言語医　47:372 - 378, 2006
・　熊田政信, 他:痙攣性発声障害の新しい評価法:モーラ法. 音声言語医 38:176 - 181, 1997
・　廣瀬　肇 (監), 城本　修, 他 (著):ST のための音声障害診療マニュアル. インテルナ出版, 2008

採点表

第1章　音声障害の歴史	1回目	2回目	3回目
1　音声障害の歴史	／18	／18	／18
第2章　音声障害の基礎			
1　音声障害の定義	／16	／16	／16
2　音声障害にかかわる解剖と生理			
①喉頭周囲の軟骨・関節など	／16	／16	／16
②喉頭筋・支配神経	／13	／13	／13
③声帯の構造・発声の生理	／7	／7	／7
④肺気量区分・呼吸筋	／12	／12	／12
⑤声帯振動など	／18	／18	／18
⑥音響学的特徴	／11	／11	／11
3　音声障害の症状			
①嗄声	／25	／25	／25
②音声障害の分類	／31	／31	／31
③音声障害の分類	／25	／25	／25
④音声障害の分類	／19	／19	／19

第3章　音声障害の臨床	1回目	2回目	3回目
1　音声障害の評価			
①空気力学的検査	／13	／13	／13
②声門下圧ほか	／24	／24	／24
③声の録音ほか	／15	／15	／15
④間接喉頭鏡ほか	／11	／11	／11
⑤GRBAS尺度ほか	／15	／15	／15
2　音声障害の治療			
①手術	／20	／20	／20
②間接訓練	／18	／18	／18
③直接訓練	／16	／16	／16
④無喉頭発声	／19	／19	／19
⑤無喉頭発声のリハビリテーション	／17	／17	／17
第4章　音声障害の環境調整			
1　周囲へのアプローチと社会復帰			
①音声障害と社会復帰	／18	／18	／18
②気管切開	／10	／10	／10
2　友の会等	／9	／9	／9
合　計	／416	／416	／416

皆さんどのくらい正解できたでしょうか？　特に重要な項目として，音声障害の基礎である喉頭の解剖生理，内喉頭筋の神経支配についてしっかりと把握しておく必要があります。また音声障害の臨床では，空気力学的検査の各検査項目における正常値やGRBAS尺度の声質，音声治療の訓練方法についてもしっかり理解しておきましょう。この本が少しでも皆さんのお役に立てれば幸いです。

索 引

授業・実習・国試に役立つ

言語聴覚士ドリルプラス 音声障害　　ISBN978-4-7878-2394-6

2018 年 12 月 25 日　初版第 1 刷発行

編　集　者	大塚裕一
著　　　者	兒玉成博,讃岐徹治
発　行　者	藤実彰一
発　行　所	株式会社　診断と治療社
	〒 100-0014　東京都千代田区永田町 2-14-2　山王グランドビル4 階
	TEL:03-3580-2750(編集)　03-3580-2770(営業)
	FAX:03-3580-2776
	E-mail:hen@shindan.co.jp(編集)
	eigyobu@shindan.co.jp(営業)
	URL:http://www.shindan.co.jp/
表紙デザイン	長谷川真由美(株式会社サンポスト)
本文イラスト	小牧良次(イオジン),長谷川真由美(株式会社サンポスト)
印刷・製本	図書印刷株式会社

© Yuichi OTSUKA, 2018. Printed in Japan.　　　　　　　　　[検印省略]
乱丁・落丁の場合はお取り替えいたします.